피부경화증

피부경화증

[Scleroderma]

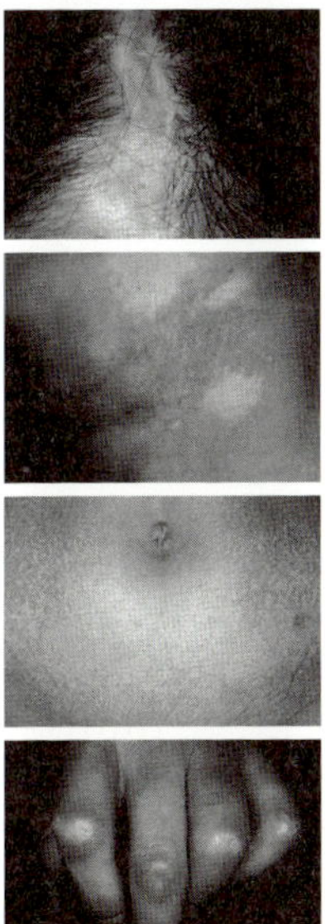

서울대학교병원

피부과 **정진호** 교수

류마티스내과 **송영욱** 교수

공저

도서출판 하누리

서울대학교병원
피부과 정진호 교수와
류마티스내과 송영욱 교수가 말하는

피부경화증

2010년 1월 5일 제1판 제1쇄
2010년 1월 10일 제1판 발 행

지은이 정진호, 송영욱 교수

펴낸이 신경원

펴낸곳 도서출판 하누리(디자인메카)
100-855 서울시 중구 장충동 2가
전 화: (02) 2263-0971
팩 스: (02) 2269-5231
E-mail: medicallove@paran.com
http:www.medicallove.co.kr

신고번호 제 2-3108
ISBN 978-89-91130-13-5

정가는 뒤표지에 있습니다.
잘못 만들어진 책은 구입하신 서점에서 바꾸어 드립니다.

서울대학교병원
피부과 정진호 교수와 류마티스내과 송영욱 교수가 말하는

피부경화증

"피부가 딱딱해져요"

"우리 애가 왜 이 병에 걸렸나요?"

"다른 병원 의사 선생님께서 이 병이 몸 안으로 퍼져 생명이 위험할 수 있다고 하던데...." "이 병은 완치될 수 있나요?"

"약을 먹어도 효과가 없는 것 같아요"

서울대학교병원에서 진료를 하다보면 피부경화증을 앓고 있는 환자들로 부터 궁금해 하고 걱정하는 많은 질문을 받게 된다. 피부경화증은 아직 그 발생 원인을 모르는 질환이다. 많은 치료법이 사용되고 있으나 치료법마다 그리고 환자에 따라서 그 효과가 매우 다양하며, 이 병을 완치시킬 수 있는 치료법이 아직 없는 쉽지 않은 질환이다. 그나마 다행인 점은 피부경화증은 치료와 무관하게 저절로 좋아지는 경우가 비교적 흔하며, 특히 국소 피부경화증의 경우에는 몸 안으로 병이 진행되지 않기 때문에 건강에는 아무런 지장이 없다는 사실이다. 그러나 대부분의 환자가 느끼는 심신의 고통은 매우 클 수밖에 없다.

이 병을 진료하고 연구하는 의사로서 이 병을 앓고 있는 환자를 대할 때마다 답답하고 미안한 마음을 느끼고 있다. 전신경화증 외에도 현대

의학의 수준으로 원인 규명조차 못하고 치료법도 없는 질환이 많다는 사실에 위안을 받기는커녕, 피부경화증 환자들의 심적 고통을 느낄 때마다 이를 해결하지 못하는 의사로서의 무능함과 신이 만든 사람의 질병을 치료할 수 없는 인간으로서의 한계를 헤아리고 답답해하고 있다. 그러나 언젠가는 이 병을 정복할 날이 올 것이라고 믿고 있다. 우리 의사를 믿고 찾아오는 환자를 위하여 이 병을 연구하고 새로운 완치법을 개발해야 된다는 사명감을 우리 의사들은 가져야 한다고 생각한다.

환자가 처음 병원에서 피부경화증이란 병명을 듣게 되면 대부분의 환자들은 인터넷을 통하여 무슨 병인지 알아보는 것 같다. 그러나 환자들이 인터넷에서 얻는 지식은 정확하지 않으며, 잘못된 정보에 의하여 환자가 불필요한 걱정을 하고 있는 것을 종종 경험한다. 우리는 서울대학교병원을 방문하는 피부경화증 환자들의 진료에 오랜 기간 협력해온 사이로 환자들에게 정확하고 적절한 정보를 주는 것이 필요하다고 오래전부터 생각해왔다. 이 책은 그러한 생각의 결과물로, 오래 전부터 환자를 진료하면서 얻은 지식을 바탕으로 환자들과 보호자들이 궁금해 하는 모든 것에 관하여 피부 증상에 대하여는 피부과 의사가, 내과적 증상에 대하여는 류마티스내과 의사가 쉽게 설명하고자 노력하였다.

이 책은 의학적 지식이 충분하지 않은 환자와 보호자들도 읽을 수 있도록 쉽게 썼으나, 의사가 아닌 경우에는 간혹 이해되지 않는 부분도 있을 수도 있을 것이다. 이 책을 읽고 잘 이해되지 않는 부분은 반드시 담당의사에게 설명을 들어야 할 것이다. 그리고 이 책은 환자뿐만 아니라 피부경화증 환자를 간혹 접하는 의사들에게도 도움이 될 것이라고 확신한다.

이 책을 쓰면서 많은 사람들에게 고마움을 느끼고 있다. 그 동안 서울대학교병원에서 치료를 받은 모든 피부경화증 환자들에게 미안한 마음과 동시에 감사의 마음을 전한다. 진료실에서 도와주는 모든 간호사 분들과 전공의 선생님께도 따듯한 감사 인사를 드린다.

오늘도 여러 명의 피부경화증 환자들이 진료실 문을 열고 들어온다. 의사로서 이들을 위하여 최선의 노력을 다할 것을 약속하면서 이 글을 쓴다.

2009년 11월 30일

저자 **정진호, 송영욱**

서울대학교병원
피부과 정진호 교수와 류마티스내과 송영욱 교수가 말하는

피부경화증

목 차

1장. 피부경화증 / 11

1. 피부경화증의 분류 ············ 12
2. 피부경화증의 원인 ············ 17
3. 피부경화증의 조직 소견 ············ 19

2장. 국소피부경화증 / 23

1. 국소피부경화증의 종류 ············ 25
   (1) 반상피부경화증 ············ 25
   (2) 선상피부경화증 ············ 34
   (3) Parry-Romberg 증후군 ············ 56
   (4) 범발성 반상피부경화증 ············ 56
   (5) 물방울 반상피부경화증 ············ 59

목 차

2. 국소피부경화증의 치료방법 59
(1) 국소 스테로이드 제제 도포 61
(2) 국소 스테로이드의 병변 내 주사요법 62
(3) 국소 비타민D 제제 63
(4) 자외선A1을 이용한 광선 치료법 63
(5) 복용 약을 이용한 치료 65

3장. 전신경화증 / 69

1. 발생빈도 및 유병률 70
2. 발생원인 70
3. 발병기전 73
4. 조직병리 소견 78
5. 전신경화증의 임상 양상 81
(1) 레이노 현상 86
(2) 피부경화 증상 90
(3) 자가항체 111

목 차

(4) 위장관 증상 ······ 111

(5) 폐 ······ 115

(6) 심장 ······ 120

(7) 신장 ······ 120

(8) 근골격계 ······ 122

6. 전신경화증의 진단 ······ 127

7. 전신경화증의 감별진단 ······ 129

8. 전신경화증의 치료 ······ 130

(1) 항 섬유화 치료 ······ 135

(2) 혈관 이상의 치료 ······ 136

(3) 항염증 치료 ······ 140

(4) 장기 특이적인 치료법 ······ 143

9. 전신경화증의 예후 ······ 144

1 Chapter 피부경화증 (Scleroderma)

피부경화증이란 무엇일까?

피부경화증은 다른 말로는 경피증이라고도 불리운다. 피부경화증은 피부 또는 내부 장기에 섬유화가 진행되어 피부가 딱딱해지거나 또는 내부 장기의 기능에 이상이 오는 병이다. 피부가 딱딱하게 변하는 이유는 피부에 콜라겐의 양이 많아지기 때문이다. 내부 장기에 섬유화가 진행되는 이유도 콜라겐의 합성이 증가하기 때문이다. 왜 피부경화증에서 콜라겐의 양이 많아질까? 아직 이에 대해 정확한 답을 알지 못하고 있다. 피부에 콜라겐이 많아지면 피부는 두꺼워지며, 딱딱하게 굳게 되어 나무판을 만지는 것처럼 딱딱해진다. 동시에 피부의 색깔은 갈색으로 진해지기도 하고, 색깔이 빠져 흰색이 되기도 한다. 내부 장기를 침범하는 경우에는 폐, 신장, 소화기관 등의 조직의 섬유화 현상에 의하여 내부 장기의 기능과 운동에 이상이 초래되며, 경우에 따라서는 심각한 질환이 생기는 병이다.

1. 피부경화증의 분류

피부경화증은 두 가지 형태가 있다

피부경화증의 두 가지 형태는 병이 발생하는 과정이 전혀 다르고 환자의 예후도 큰 차이가 나기 때문에 두 가지 피부경화증을 정확히 구별하는 것이 매우 중요하다. 피부경화증 환자들은 자신이 두 가지 형태 중 어디에 속하는지 확실히 알아야 한다.

피부경화증은 피부가 굳고 딱딱해지는 병이다. 피부의 일부 또는 전신 피부의 대부분이 굳으며 딱딱해 진다. 피부경화증은 두 가지가 존재한다. 첫 번째는 피부에만 증상이 생기며 몸속의 다른 장기에는 증상이 전혀 없는 경우와 두 번째 형태로는 피부에 증상이 있으면서 피부 외 몸속의 다른 장기에도 증상이 있는 경우로 나눌 수 있다. 피부에만 증상이 생기며 몸의 다른 장기에는 증상이 없는 경우를 국소피부경화증 (localized scleroderma)이라고 한다. 반면에 피부뿐만 아니라 몸속의 다른 장기에도 증상이 있는 경우를 전신경화증 (systemic sclerosis)이라고 한다.

국소피부경화증이 나중에 전신경화증으로 진행되거나 반대로 전신경화증이 나중에 국소피부경화증으로 변하는 일은 일어나지 않기 때문에 두 가지 형태는 전혀 다른 질환 군으로 생각해야 한다.

국소피부경화증 국소피부경화증은 피부병이며 내과적 문제는 없기 때문에 환자의 건강에는 영향을 미치지 않는다. 환자 입장에서는 피부의 일부분이 딱딱해지고, 크기가 점점 커지고, 피부 색깔이 변하는 등 피부에 큰 병이 발생한 것으로 심각하게 생각하기 마련이다. 그러나 전신경화증 환자에 비하면 국소피부경화증은 병의 진행이 심하지 않고, 저절로 좋아지는 경우가 대부분이므로 상대적으로 크게 우려를 하지 않아도 좋다. 그러나 미용적인 문제 때문에 환자와 의사에게 심한 스트레스를 주는 경우도 많다. 사실 건강에는 지장을 주지 않기 때문에 의사의 입장에서 크게 걱정이 되지 않는 경우에도 환자 입장에서는 미용적인 문제로 많은 고민을 한다는 것을 의사들은 잘 알고 있다. 미용적인 문제로 인하여 환자는 사회생활을 할 때 자신감을 잃어버릴 수도 있으며, 정신적으로 큰 고통을 받거나, 소심한 성격으로 변한다든지, 우울증에 빠질 수도 있는 질환인 것이다.

전신경화증 반면에 전신경화증은 피부뿐만 아니라 내부 장기에도 병이 생기게 된다. 앞에서 말한 것처럼 국소피부경화증과는 별개의 질환으로 생각된다. 국소피부경화증으로 시작하여 전신경화증으로 진행되는 경우는 없다고 생각된다.

전신경화증의 증상은 추운데 노출할 때 손끝이 창백해지는 증상이 가장 먼저 발생한다. 이런 증상을 레이노 현상이라고 한다. 레이노 현상이 일정기간 동안 지속하다가 피부가 딱딱해지기 시작하는데, 반드시 손가락부터 피부가 굳고 딱딱해지기 시작한다. 손가락부터 시작된 피부경화증상이 손, 팔, 얼굴, 몸, 다리까지 광범위한 범위로 번지면서 피부가 딱딱해 진다. 손가락 관절, 손목 관절, 팔꿈치 관절에 관절염이 생기고, 관절 주위의 피부가 딱딱해지면 관절의 운동에 지장을 받으며, 나중에는 관절이 굳게 되기도 한다.

전신경화증에서는 몸속의 내부 장기에도 콜라겐이 많이 만들어져서 장기의 조직이 굳어지며, 많아진 콜라겐섬유가 각 장기의 세포들을 한쪽으로 밀어내거나 각 장기의 구조물들에 압력을 주어, 구조물의 정상적인 형태를 망가뜨리며 정상 기능을 하지 못하게 한다. 예를 들어 폐에 콜라겐이 많아지게 되면 폐의 기능이 저하되게 된다. 폐는 숨을 들이 마시고 내쉴 때마다 폐의 부피가 늘어나고 줄어들어야 하는데, 폐에 콜라겐섬유가 많아지면 숨 쉴 때 폐가 잘 늘어나지 못하게 되어 폐기능이 떨어지게 된다. 또한 늘어난 콜라겐섬유가 폐의 세포들을 한쪽으로 밀어버리거나 정상 기능을 할 수 있는 폐조직의 형태를 망가뜨리기 때문에 폐의 기능이 떨어지게 된다. 다른 예로, 만일 식도에 병이 발생하면 식도 조직에 콜라겐의 합성이 많아지고, 그 결과 식도가 딱딱해지고 음식을 삼키거나 음식을 아래로 내려 보내는 장운동에 영향을 주게 된다. 이런 경우에는 음식을 삼키기가 힘들며, 음식이 목에 걸린 듯한 느낌을 자주 받게 된다. 일반적으로 전신경화증 환자는 국소피부경화증 환자에 비하여 증상이 심하고 환자가 고통을 더 받는다. 전신경화증 환자의 피부증상은 국소피부경화증에 비하여 더 넓게 발생한다. 전신경화증의 경우에는 피부가 얼마나 넓게 침범되었는지 그리고 각 장기의 증상이 얼마나 심한지에 따라 환자의 건강 상태가 결정된다.

두 질환은 서로 다른 질환이다

전신경화증과 국소피부경화증은 경화증이란 병명을 같이 사용하기 때문에 같은 병이라고 생각할 수 있지만, 두 질환의 증상은 매우 다르다. 또한 국소피부경화증에서 전신경화증으로 넘어가는 경우가 없다는 사실 등을 고려하면, 두 질환을 서로 다른 질환으로 생각해야 하는 것이 옳다고 저자는 생각하고 있다. 따라서 두 가지 질환을 구별해 내는 것이 매우 중요하다.

실제로 국소피부경화증과 전신경화증에서 관찰되는 피부증상의 모양과 병의 경과가 전혀 다르다. 따라서 피부 증상의 형태나 병변이 발생하고 퍼지는 양상, 병변이 생기는 부위와 범위 등을 잘 관찰하면 국소피부경화증인지, 아니면 전신경화증인지 비교적 쉽게 구분할 수 있다. 또한 동반하고 있는 내부 장기 증상의 유무와 동반 증상이 언제부터 시작되었는지도 전신경화증의 진단에 매우 중요한 단서가 된다. 이 책에서는 국소피부경화증과 전신경화증에 대하여 설명하고 피부 증상을 비롯한 내과적 증상 등에 대한 설명을 자세히 하고자 한다.

피부경화증의 분류

피부경화증은 국소피부경화증과 전신경화증으로 분류한다.

국소피부경화증은 피부가 굳고 딱딱해지는 모양에 따라 분류하고 있다. 피부의 일정 부위가 원형이나 타원형으로 굳는 반상피부경화증, 선 모양으로 길게 굳은 선상피부경화증, 얼굴의 한쪽이 심하게 침범되는 Parry-Romberg 증후군, 반상피부경화증이 전신에 퍼져있는 범발성 반상피부경화증, 그리고 물방울 모양으로 피부가 굳는 물방울 피부경화증 등이 국소피부경화증에 속한다.

전신경화증은 제한형과 미만형으로 나누고 있다. 제한형은 비교적 예후가 좋은 편이며, 미만형은 내부 장기에 병이 심하게 있는 경우가 많기 때문에 제한형 보다는 환자 예후가 나쁜 경우가 많다. 자세한 차이는 뒤에서 설명한다.

표 1-1. 피부경화증의 분류

국소피부경화증	전신경화증
1. 반상피부경화증	1. 제한형 전신경화증
2. 선상피부경화증	2. 미만형 전신경화증
3. Parry-Romberg 증후군	
4. 범발성 반상피부경화증	
5. 물방울 피부경화증	

2. 피부경화증의 원인

환자에게 피부경화증에 대하여 설명해 드리면 잘 듣고 계시다가 꼭 되묻는 질문이 있다. "왜 나에게 이 병이 생겼나요? 이 병의 원인이 무엇인가요?" 그러나 이 질문에 명확한 답을 해 드릴 수가 없다. 아직 병의 원인을 모르기 때문이다.

왜, 무엇이 이병을 유발하는지 아직 밝혀져 있지 않지만, 피부경화증이 발생하는 직접적인 원인은 피부조직이나 폐, 식도 등을 비롯한 내부 장기 조직에 콜라겐의 양이 많아지는 것이다. 우리 몸의 각종 장기의 조직에는 섬유아세포라는 세포가 존재하고 있다. 섬유아세포는 정상적으로 콜라겐을 합성한다. 합성된 콜라겐은 세포밖으로 분비된 후에, 콜라겐 분자가 서로 연결되어 콜라겐섬유를 이루며, 이 콜라겐섬유들이 각종 장기의 형태를 유지하고, 정상 기능을 유지하게 된다. 피부경화증에서는 병이 발생한 각 내부 장기에 콜라겐섬유가 병적으로 많아지고, 그 결과로 조직이 섬유화가 된다. 불필요하게 늘어난 콜라겐섬유가 정상 기능을 유지해야하는 세포들의 기능을 억제하며, 각 장기의 정상 형태를 망가뜨리게 된다. 그 결과로 여러 장기들이 정상적인 기능을 하지 못하게 되는 것이다. 섬유화가 된 조직 내에는 콜라겐의 합성을 증가시키는 물질인 TGF-β를 비롯한 물질이 증가되어 있으나, 왜 이들 물질이 증가되는지에 대하여도 아직 확실히 알려진 바 없다.

피부경화증 중에서 내부 장기를 침범하는 질환인 전신경화증의 경우에는 레이노 현상이 가장 먼저 나타나는 증상이다. 레이노 현상은 찬물에 손을 넣거나, 찬 공기에 노출될 경우에 손가락 끝 부위의 혈관이 심하게 수축하여 피부가 창백해지거나, 파란색으로 변하는 증상을 말한다. 즉 혈관이 외부의 찬 온도에 비정상적으로 반응하는 경우이다. 따라서 이와 같은 혈관 이상이 이 병의 원인이며, 피부와 다른 장기의 섬유화는 이차적인 결과라고 주장하는 학설도 있으나, 아직까지 확실히 증명된 바는 없으며 혈관의 이상이 무엇인지도 아직 분명하지 않은 상태이다.

피부경화증과 같이 원인이 밝혀지지 않은 병은 원인을 모르기 때문에 원인을 없애는 치료를 할 수 없고, 각각의 환자가 호소하는 증상에 맞추어서 치료를 할 수밖에 없는 상황이다. 환자분들이 병의 뿌리를 뽑아달라고 하는데, 뿌리가 어디에 어떻게 위치하는지 파악이 안 되고 있는 것이다. 따라서 병을 완치하기 위해서는 기초연구를 통하여 병의 원인을 규명하는 것이 필수적이다. 연구가 성공적으로 수행되면 언젠가는 병의 원인을 밝힐 수 있을 것이고, 그렇게 되면 원인을 없애는 근본적인 치료가 가능하게 될 것이다. 따라서 의사는 교과서에 써 있는 대로 환자에게 약을 나누어 주는 창의성이 없는 진료만을 계속할 것이 아니라, 환자의 병을 대할 때 항상 왜 이 병이 생길까라는 질문을 계속 던지며, 그 질문에 대한 대답을 얻기 위한 기초연구를 수행하여야 한다. 이런 꾸준한 노력을 통하여 병의 원인을 규명하고, 새로운 치료법을 개발할 사명과 의무가 의사에게 있음을 잊어서는 안 되겠다.

3. 피부경화증의 조직 소견

피부경화증 환자의 피부를 조직 검사하여 현미경으로 관찰하면 특징적인 변화를 관찰할 수 있다. 정상적으로 존재하는 콜라겐섬유보다 훨씬 많은 양의 콜라겐섬유로 인하여 피부의 두께가 매우 두꺼워져 있다 (그림 1).

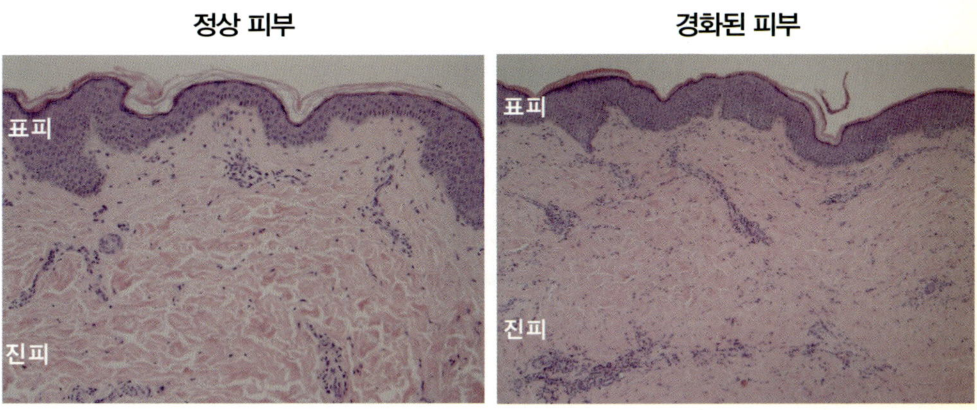

그림 1. 피부경화증의 조직 소견: 피부경화증의 주 변화는 진피에 발생한다. 정상 피부와 피부경화증 피부를 비교해 보자. 진피내의 콜라겐섬유의 양이 증가되어 꽉 차있는 느낌이 든다. 콜라겐섬유 사이의 빈 공간도 거의 볼 수 없다. 그리고 염증세포가 혈관 주위에 많이 모여 있는 것을 볼 수 있다.

피부는 바깥에서부터 안쪽으로 표피 (epidermis), 진피 (dermis), 그리고 피하지방층 (subcutaneous fat tissue)으로 이루어져 있다. 피부경화증에서 조직학적으로 병적인 변화는 진피에서 관찰된다. 진피층은 주로 콜라겐섬유와 탄력섬유 등의 섬유들이 존재하며, 피부에 물리적 힘을 유지하게 하여 피부 구조를 이루게 하고 있다. 피부의 구조와 형태를 유지하는데 중요한 역할을 하는 것 중에서 가장 양이 많고 중요한 역할을 하는 물질이 콜라겐섬유이다. 앞서 말한 바와 같이 콜라겐은 섬유아세포에서 만들어 진다. 섬유아세포에서 만들어진 콜라겐은 바로 세포 밖으로 내보내진다. 내보내진 콜라겐은 표피와 진피가 만나는 부위에 모이게 된다. 이 부위가 피부에서 콜라겐섬유를 만드는 부위이다. 이 부위에서 세분자의 콜라겐 단백질들이 서로 연결되어 새로운 콜라겐섬유를 형성한다. 이 부위에서 콜라겐섬유가 계속적으로 만들어지고, 진피를 유지하기 위하여 새로 만들어진 콜라겐섬유는 진피 아래로 계속적으로 내려보내지며 진피는 정상적으로 건강하게 유지되고 있는 것이다. 그러나 피부경화증의 경우에는 이런 정상적인 콜라겐합성이 비정상적으로 증가하게 되고, 피부에 많은 콜라겐섬유가 존재하게 된다.

피부경화증에서는 콜라겐의 합성이 증가하고, 콜라겐섬유의 양이 너무 많아져서 피부 진피가 두꺼워지게 된다 (그림 2). 진피는 콜라겐섬유로 꽉 차있으며, 콜라겐섬유 사이의 빈 공간이 줄어든다. 아래쪽으로는 지방층까지도 섬유화가 퍼져

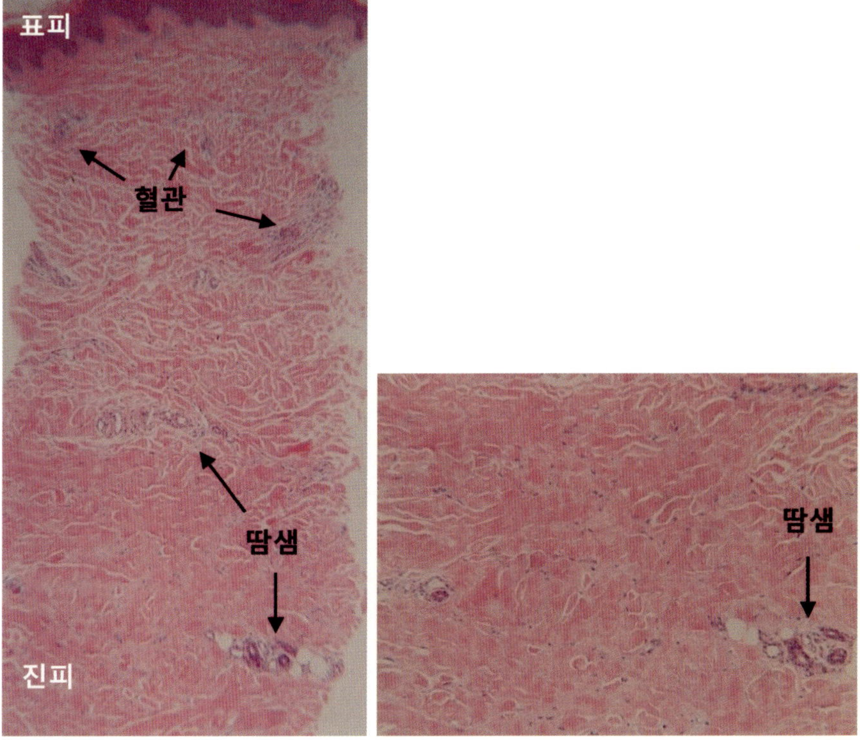

그림 2. 피부경화증의 조직 소견: 피부경화증에서는 진피의 두께가 점점 두꺼워 진다. 그리고 콜라겐섬유의 양이 많아지면서 지방층 속으로 콜라겐섬유가 형성되어 진피가 점점 두꺼워 진다. 그 결과 혈관과 땀샘 등의 위치가 진피의 윗 쪽에 주로 분포하게 된다. 표피에는 별 다른 이상은 없다.

나가게 된다. 밑으로 진피의 넓이가 계속 넓어지기 때문에 땀샘, 혈관 등의 위치가 원래 위치 (진피의 아래쪽이 원래의 위치임) 보다 점점 진피의 위쪽에 이동하는 것처럼 보이게 된다. 또한 정상적으로 땀샘 주위에는 약간의 지방조직이 존재하는데 섬유화에 의하여 압력을 받아 지방조직이 거의 관찰되지 않게 된다. 그리고 모낭이 주위의 섬유화로 인한 압력으로 위축되어 가며, 땀샘도 압력에 의하여 구조가 작아진다. 따라서 피부경화증이 진행되면 모낭의 위축으로 인하여 털이 빠지게 되며, 땀샘의 손상으로 인하여 땀의 분비가 줄어들고, 온도가 올라가도 땀을 나지 않게 된다. 혈관 주위에는 염증세포가 모여 있는데, 이 염증세포가 왜 여기에 모여 있는지는 확실치 않다. 아마도 이 염증세포가 콜라겐합성을 증가시키는데 중요한 역할을 할 것이라고 추정된다.

2 Chapter 국소피부경화증 (Localized scleroderma)

국소피부경화증은 피부병이다. 다시 말하면 피부에만 굳고 딱딱해지는 경화증상이 발생하나, 우리 몸의 내부 장기에는 병이 생기지 않는다는 의미이다. 국소피부경화증 환자가 나중에 전신경화증으로 이행하는 경우를 저자는 경험한 적이 없다. 물론 어떤 책에는 국소피부경화증 환자가 전신경화증으로 이행하는 경우가 드물게 발생한다고 기술되어 있는 것을 읽은 적이 있다. 그러나 나는 20년이 넘게 환자를 보면서 이런 경우를 한 번도 경험하지 못하였으니, 자신있게 국소피부경화증에서 전신경화증으로 넘어가는 경우가 있더라도 "매우 드물다"고 말할 수 있다. 실제로 나는 두 가지 질환이 전혀 다른 질환일지도 모른다는 생각을 하고 있다. 생물학에는 100%라는 것이 있을 수 없다. 따라서 생물학자나 의사들은 100% 확실하다는 말을 절대로 하지 않는다. 대신 무슨 일이 일어날 가능성이 또는 이럴 가능성이 "매우 드물다", "거의 없다", "거의 확실하다"라는 말을 쓴다. 책임회피 처럼 들릴 수 있지만 생물학의 특성이다.

서울대학교병원 피부과를 찾아오는 많은 국소피부경화증 환자들은 나중에 전신경화증으로 병이 진행될 것이며, 그러면 피부뿐만 아니라 내부 장기의 병으로 고생하게 될 것이고, 병이 심해지면 생명이 위험해 질 수도 있다는 생각에 겁을 먹고 오는 경우가 많다. 환자가 개인병원 의사로부터 피부경화증이라는 말을 처음 들으면, 집에 가서 바로 하는 일이 인터넷에서 피부경화증에 대하여 스스로 공부해 보는 일이다. 국소피부경화증과 전신경화증은 반드시 구별되어야 함에도 불구하고, 인터넷에서는 이 두 질환을 구별을 하지 않고 설명을 하는 경우가 많다. 따라서 대다수의 환자들은 인터넷에 써 있는 설명이 국소피부경화증에 대한 이야기인지, 아니면 전신경화증에 대한 설명인지 구별하지 못하고 피부경화증이면 같은 병이라고 생각하게 된다. 사실 인터넷에 올라가 있는 피부경화증에 대한 설명은 많은 경우 전신경화증에 대한 것이다. 경화증이란 단어가 양쪽에 다 들어가기 때문에 비전문가인 환자 입장에서는 혼동하기 쉽다. 따라서 국소피부경화증 환자가 전신경화증에 대한 설명을 읽고 자신도 언젠가는 내부 장기로 병이 퍼질 수 있다고 생각하게 된다. 부끄러운 이야기이지만 일부 의사들도 실제로 국소피부경화증 환자에게 언젠가는 전신경화증으로 진행할 수 있다고 미리 겁을 주는 경우도 간혹 있다. 의사가 모든 병에 대한 지식을 정확히 아는 것은 거의 불가능하다고 할 수 있으나, 환자에게 부정적이고, 절망적인 이야기를 할 때는 자신의 말에 책임을 질 수 있는 확실한 지식과 경험이 있을 때만 해야 한다고 생각한다.

1. 국소피부경화증의 종류

국소경화증은 피부에만 국한된 병이라고 말씀드렸다. 피부에 병이 생기는 형태에 따라 여러 형태의 국소피부경화증으로 분류하고 있다.

(1) 반상피부경화증 (Morphea)

반 (班)상이란 말은 피부병변을 기술할 때, 병변이 비교적 넓은 부위에 발생하지만, 피부 위로 올라오거나 들어가지 않고. 피부면과 동일하게 편평한 병변을 말하는 것이다. 반상피부경화증은 정상 피부와 비교적 명확한 경계를 보이면서 피부가 딱딱하게 굳어지고 색깔이 변하게 된다 (그림 3 ~ 그림 13).

병변의 크기는 밤톨만한 크기에서부터 달걀만한 크기, 더 크게는 어른 손바닥만한 크기까지 매우 다양하게 생긴다. 처음에는 크기가 작은 병변으로 시작하여 점점 크기가 커지기도 하며, 어떤 경우에는 처음부터 상당한 크기로 발생하기도 한다.

병변의 수는 보통 한 군데에 발생하는 것이 일반적이지만 환자에 따라서는 두세 부위에 동시에 또는 하나가 생긴 후에

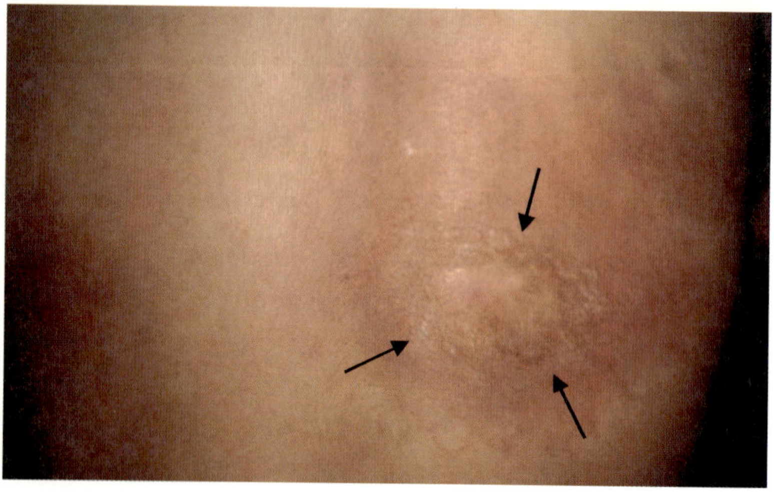

그림 3. 반상피부경화증 : 등에 어른 손바닥 크기 정도의 짙은 갈색의 반점이 생겼으며, 피부가 딱딱하게 변한다. 화살표 부위의 피부는 섬유화가 더 심하게 진행되었으며, 피부위로 약간 튀어나와 있다.

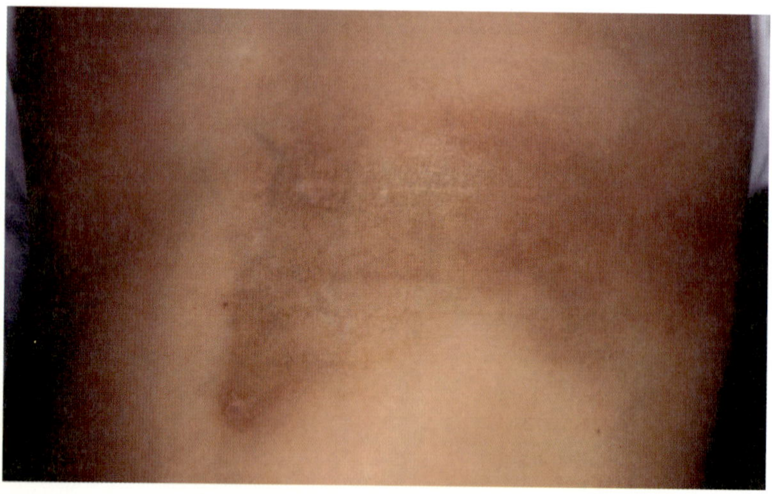

그림 4. 반상피부경화증 : 가슴과 배에 생긴 병변으로 딱딱하고, 피부가 당겨서 움직일 때 약간 거북한 느낌이 있다.

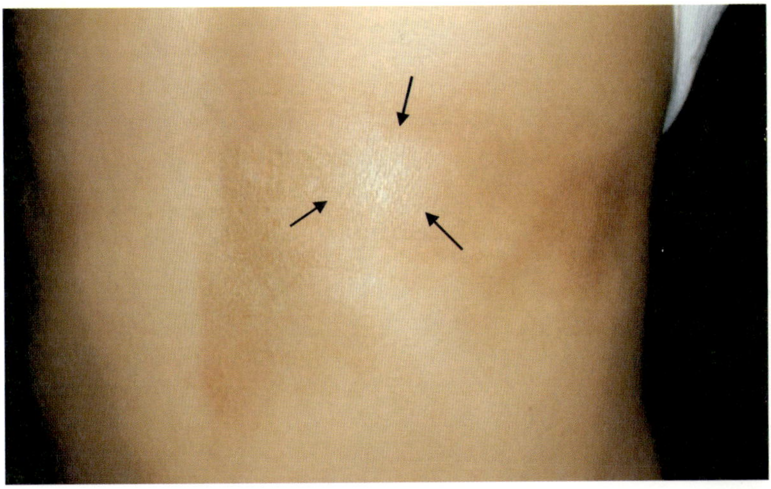

그림 5. 반상피부경화증 : 어른 손바닥 크기의 연한 갈색의 병변이 등의 오른쪽 부위에만 발생하였다. 만져보면 피부가 딱딱하게 굳어 있다. 화살표 부위의 피부는 색소가 빠져서 흰색을 띠고 있으면서, 다른 병변 보다 더 딱딱하게 굳어 있다. 가려움증이나 통증과 같은 증상은 없으나, 몸을 움직일 때 약간 당기는 느낌을 주며, 자연스럽지 않을 수 있다.

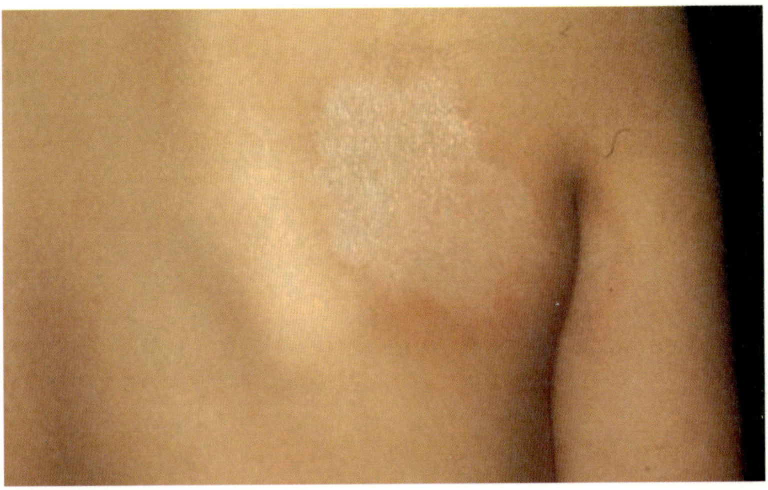

그림 6. 반상피부경화증 : 경계가 분명한 아이 주먹 정도 크기의 병변이 오른쪽 어깻죽지 부근에서 관찰된다. 딱딱하게 굳은 피부가 색소가 빠져 하얗게 보인다. 자세히 보면 군데 군데 더 흰색을 띠면서 반짝거리는 약간 튀어나온 듯하게 보이는 곳이 있는데 다른 부위보다 더 굳은 부위이다.

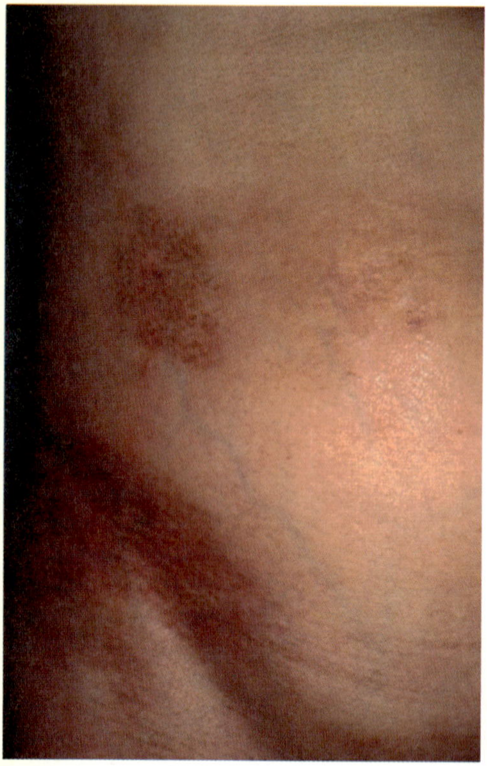

그림 7. 반상피부경화증 : 갈색의 색깔을 띠는 반점이 배와 다리에 생겼으며, 만지면 딱딱하게 굳어 있다.

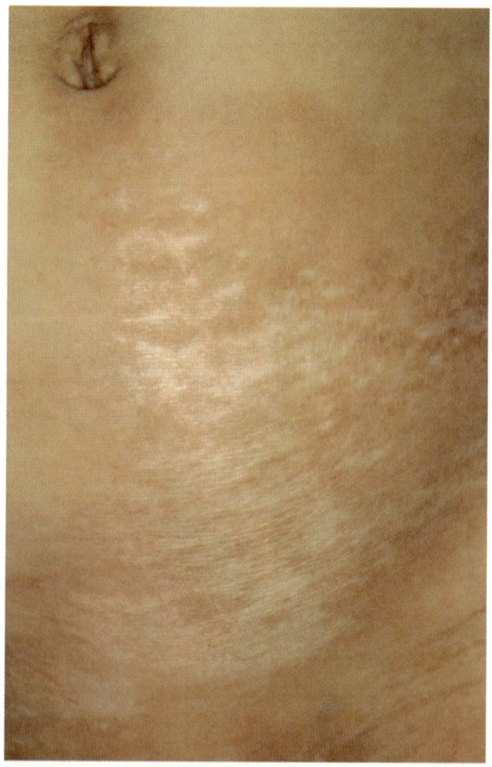

그림 8. 반상피부경화증 : 배에 생긴 딱딱한 피부 병변이며, 색이 탈색되어 하얗게 보이는 부위 및 주위에 갈색의 색소침착이 보인다. 피부가 너무 딱딱하여 배에 당기는 느낌이 있다고 환자가 호소하였다.

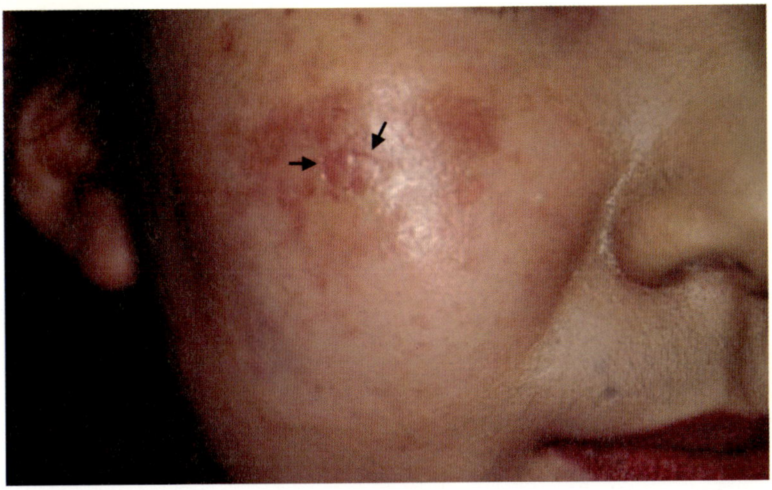

그림 9. 반상피부경화증 : 얼굴의 오른쪽 뺨에 갈색의 색깔을 띠고, 딱딱해진 피부병변을 볼 수 있다. 화살표 부위의 피부는 섬유화가 더 심하기 때문에 더 딱딱하며, 약간 솟아 있는 것 처럼 보인다.

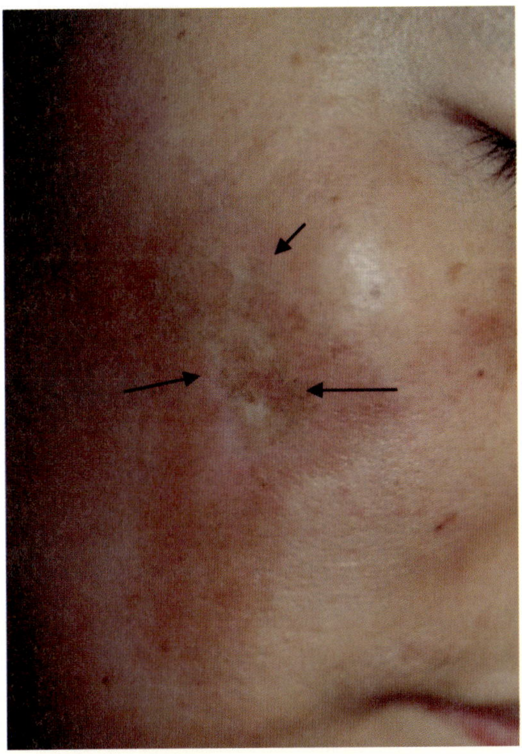

그림 10. 반상피부경화증 : 얼굴의 오른쪽 뺨에 갈색의 색깔을 띠고, 딱딱해진 피부병변을 볼 수 있다. 화살 표 부위의 피부는 섬유화가 더 심하기 때문에 더 딱딱하며, 그림 9의 환자 경우와는 반대로 약간 피부가 안으로 들어가있다.

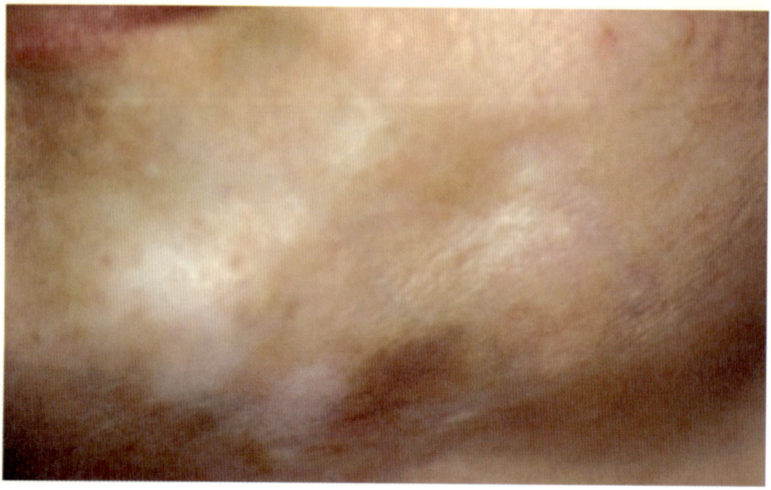

그림 11. 반상피부경화증 : 얼굴의 왼쪽 턱에 생긴 경우로, 피부가 안쪽으로 약간 들어가 있으며, 부분적으로 색소가 완전히 빠져 하얗게 보이고 있다. 피부가 들어간 이유는 다른 병원에서 치료 목적으로 스테로이드 주사를 맞아서 피부가 위축되었기 때문이다. 색소가 아주 하얗게 된 경우에는 백납(백반증)이라는 피부병과 혼동되기도 한다.

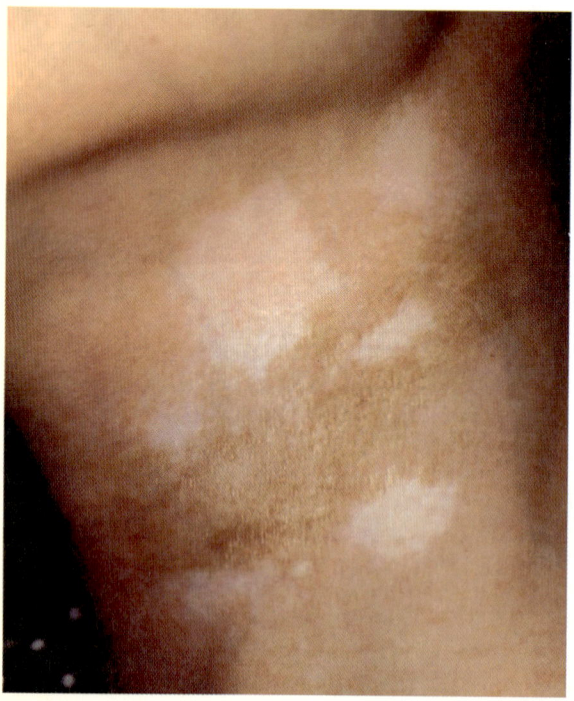

그림 12. 반상피부경화증 : 목에 생긴 병변으로 갈색으로 색깔이 진해진 부위와 하얗게 색이 빠진 부위가 섞여 있다. 모두 만져보면 피부가 굳어서 딱딱하게 보인다. 피부가 하얗게 되면 백납이라는 피부병과 감별해야 한다. 백납의 피부는 만졌을 때 딱딱하지 않다.

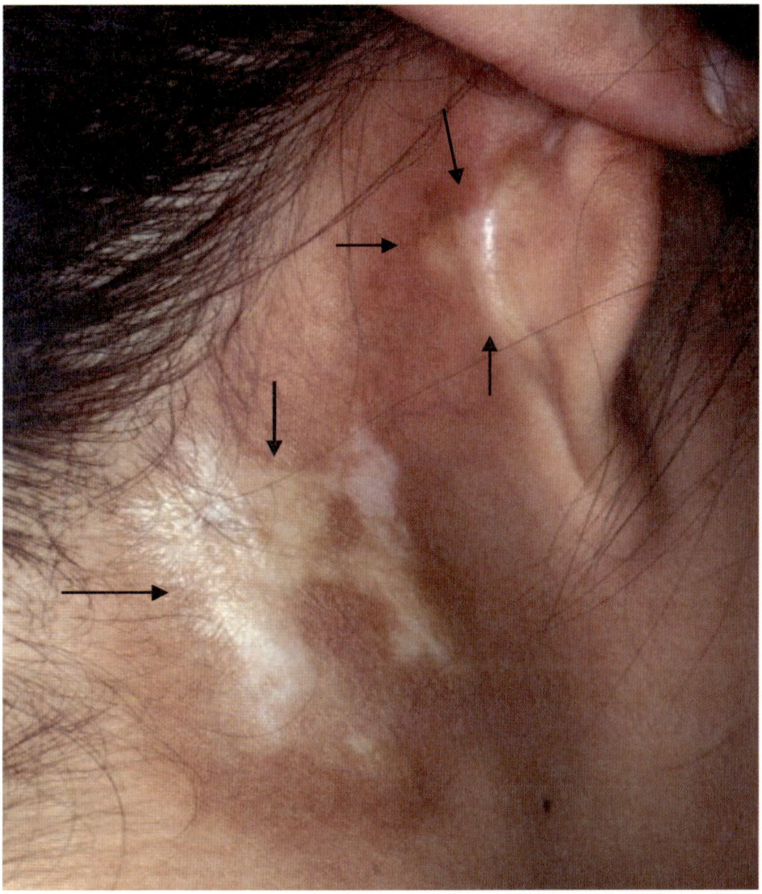

그림 13. 반상피부경화증 : 귀 뒤에 생긴 피부경화증으로 만져보면 딱딱하며 약간 피부위로 올라와 있게 느껴진다. 특히 섬유화가 심한 부위는 마치 흉이 생긴 것처럼 더 딱딱하게 느껴지며, 색깔이 빠져서 하얗게 변한다(화살표 표시 부위). 주위에 갈색의 색소가 앉아 있는 부위까지가 반상피부경화증 병변이다.

어느 정도의 기간을 두고 연속적으로 다른 곳에 생기는 경우도 있다. 매우 드물게는 두 세 군데보다 더 많은 수가 생길 수도 있다.

병변은 만져보면 정상 피부보다는 매우 딱딱해져 있다. 그러나 딱딱해지는 정도는 환자마다 차이를 보인다. 어떤 환자의 병변은 나무 판을 만지는 것처럼 딱딱해져 있지만, 다른 환자는 고무를 만지는 정도이고, 경우에 따라서는 아주 경미하게 피부가 굳어서 딱딱하게 느껴지지 않는 경우도 있다.

병변의 색깔은 갈색으로 색깔이 진해지는 경우와 피부색이 빠져서 피부가 하얗게 변화하는 경우가 관찰된다. 색깔이 진해지는 경우에는 주위 피부색과 차이를 보여 경계가 분명해진다. 한국인의 경우에는 갈색 색소침착이 되는 경우가 더 많다. 그러나 일부 환자에서는 가장자리는 색소가 진해져서 경계가 분명하게 되는 한편, 병변 안쪽은 색소가 빠져서 아주 흰 색깔의 탈색된 피부병변이 관찰된다. 이처럼 흰 색깔의 병변을 보이는 경우에는 백반증이란 피부질환과 혼동할 수 있으므로 진단할 때 조심하여야 한다. 매우 딱딱해진 피부는 색깔이 변하면서 반짝반짝 빛나는 피부로 변하기도 한다. 반상피부경화증은 남자 보다 여자에서 더 잘 생기고, 주로 20대와 30대에 발생하나 10대와 중년 이후에도 발생한다.

반상피부경화증의 자연 경과

반상피부경화증을 치료하지 않고 가만히 관찰을 해보면 어떻게 될까? 즉 반상피부경화증은 병이 시작하여 어떤 경과를 취하며 진행되고, 치료하지 않으면 우리 몸에 어떤 결과를 초래할까? 이와 같이 병을 치료하지 않고 가만히 관찰하였을 때 병의 경과를 "병의 역사"라고 한다. 반상피부경화증의 "병의 역사"를 알면 병의 경과와 예후를 짐작하는 데 많은 도움이 될 것이다.

반상피부경화증은 처음 피부가 굳기 시작하면서 점점 그 크기가 커지며, 딱딱한 정도도 더 심해진다. 그리고 색깔도 점점 진해지며, 병변의 안쪽의 피부가 매우 딱딱해진 부위는 번득이는 피부결을 가지게 되며, 간혹 흰색으로 색소가 없어지기도 한다. 이처럼 병이 처음 생기면 2~4년 동안에는 증상이 점점 심해지고, 병변의 범위와 갯수가 늘어나기도 한다. 그러나 환자 마다 차이를 보이기는 하나 거의 대부분의 환자에서 2~4년 후에는 병의 진행이 더 이상 일어나지 않고 멈추게 된다. 그 후에는 시간이 지나면서 딱딱해진 피부가 조금씩 풀리기 시작하며, 많은 환자의 경우에는 주위 정상 피부와 비슷할 정도로 피부가 굳은 것이 풀리게 된다. 그러나 진해진 피부색은 정상으로 돌아오지 않으며 계속해서 그대로 남아 있는 경우가 더 많다. 하얗게 변한 피부도 그대로 남아 미용적으로 문제가 되는 경우가 흔하다고 할 수 있다. 다시 말하면 모든 반상피부경화증은 수년간 병이 진행되다가, 어느 순간 병의 진행이 멈추고, 굳은 피부는 저절로 풀리게 되는 경과를 취하게 된다. 치료를 굳이 하지 않아도 병이 스스로 없어진다는 사실은 의사와 환자에게는 큰 위안이 된다. 또한 앞서 언급한 바와 같이 전신경화증으로 이행되는 경우도 거의 없다고 말할 수 있다. 그러나 피부색의 변화를 초래하기 때문에 병을 앓은 흔적은 남기게 되며, 미용적으로 환자에게는 큰 스트레스로 남게 된다.

(2) 선상피부경화증 (Linear scleroderma)

저자가 의사로서 가장 안타깝게 생각하는 질환 중에 하나가 선상피부경화증이다. 이 병은 주로 15세 이하의 어린이에게 많이 생긴다. 그리고 상당수의 환자들은 피부만 딱딱해지는 것이 아니라 피부 밑에 있는 지방층, 근육, 뼈에도 병이 발생된다.

선상피부경화증은 한쪽 다리 또는 한쪽 팔에 발생하는 경우가 많다 (그림 14~그림 25). 간혹 양쪽 다리나 양쪽 팔에 동시에 생기는 경우도 있으나 흔하지 않다. 때로는 한쪽 다리와 한쪽 팔이 동시에 생기는 경우도 있다. 다리에 생기는 경우는 발등에서부터 다리, 허벅지를 따라 올라오면서 선을 그은 것처럼 일정한 두께로 피부가 굳게 되며, 만져 보면 딱딱한 고무판이나 나무판을 만지는 느낌을 준다. 보통은 허벅지 이상으로

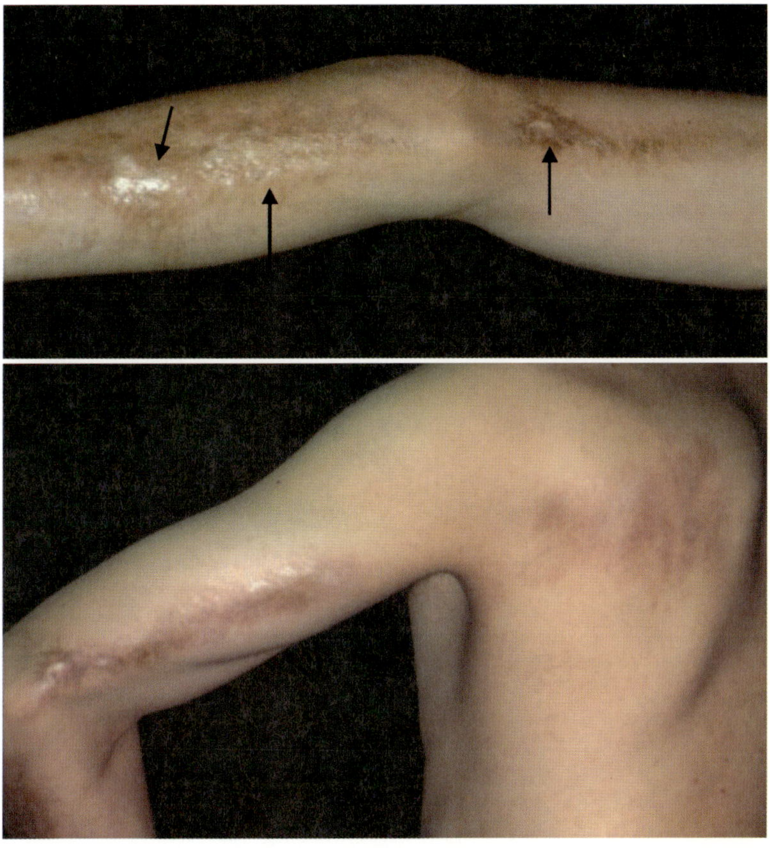

그림 14. 선상피부경화증 : 선모양으로 길게 연결되어 있는 갈색의 병변을 볼 수 있다. 만져보면 피부가 딱딱하며, 관절 부위의 운동이 부자연스럽다. 딱딱한 부위 중에서도 섬유화가 심하게 진행된 부위는 색깔이 빠져서 하얗게 변하면서 반짝거리는 피부결로 변한다. 화살표 부위에 섬유화가 심하다. 병변은 손가락에서 시작하여, 어깻죽지까지 연결되어 있다. 대부분의 경우에는 어깻죽지까지 번진 후에 병의 진행이 멈춘다. 이 환자는 가려움증과 같은 증상은 없으나 팔이 저리고, 움직일 때 당기는 증상을 호소하였다.

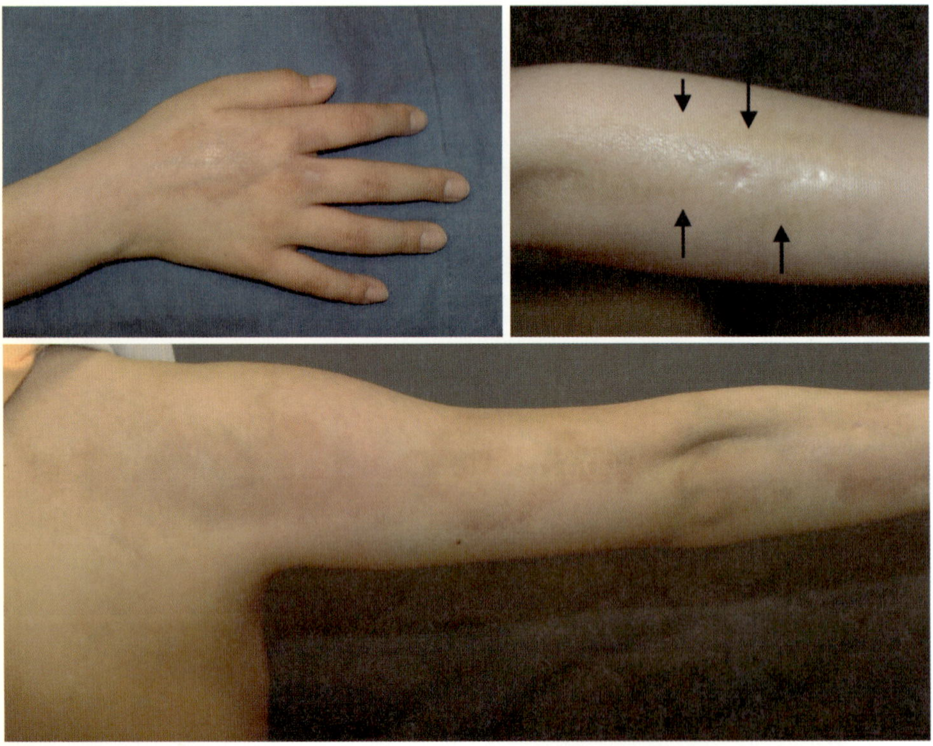

그림 15. 선상피부경화증 : 이 환자도 선모양으로 손가락에서 시작하여, 어깻죽지까지 길게 연결되어 있다. 만져보면 피부가 딱딱하며, 관절 운동이 제한을 받고 있다. 섬유화가 심하게 진행된 부위는 색깔이 빠져서 하얗게 변하면서 반짝거리는 피부결로 변한다(화살표로 표시한 부위). 대부분의 경우에는 어깻죽지까지 번진 후에 병의 진행이 멈춘다.

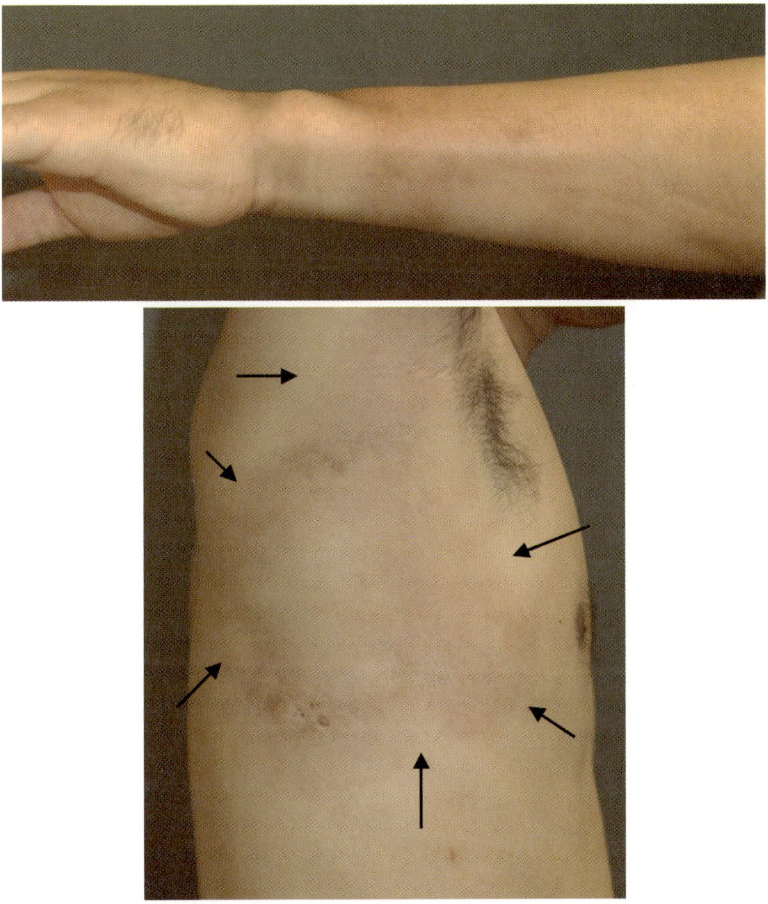

그림 16. 선상피부경화증 : 선상피부경화증 환자의 손목부위를 보여주고 있다. 피부가 굉장히 딱딱하고, 손목과 팔을 심하게 조이고 있어 팔이 저리고, 손목을 움직이기가 힘들다. 심하면 손목이 움직이는 범위가 점점 줄어들고, 결국에는 손목이 전혀 움직이지 못하게 되는 경우도 있다. 따라서 손목이 굳지 않도록 물리치료를 계속하여야 한다. 선모양으로 연결된 피부경화증상이 팔 위로 번지고 겨드랑이 부위까지 번져 있다. 화살표까지가 경계이다. 이 이상으로는 번지지 않을 것으로 생각된다.

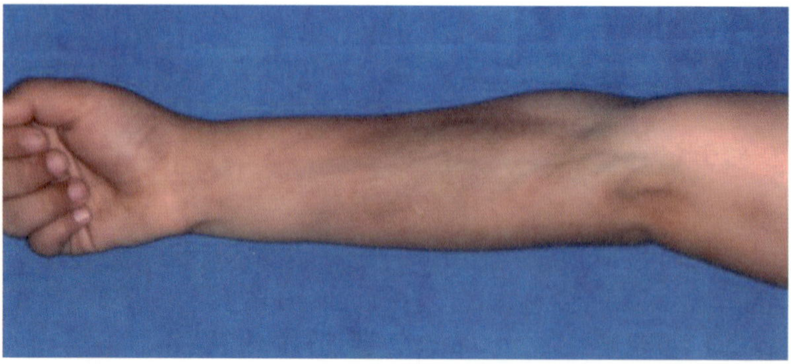

그림 17. 선상피부경화증 : 피부의 경화증이 매우 심하여 팔이 가늘어지고, 손목과 팔꿈치를 움직이기 어렵다. 색깔이 갈색으로 변화하였고, 매우 딱딱한 피부를 보이고 있다. 손이 저리며, 움직이기가 어렵다. 피부는 아래 근육과 뼈에 고정되어 있는 듯이 자유롭게 움직여지지 않는다.

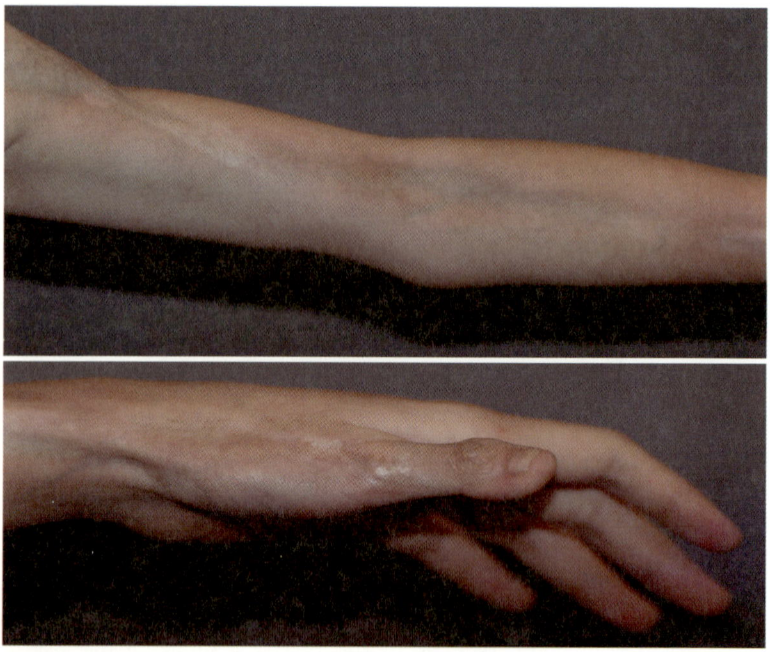

그림 18. 선상피부경화증 : 평상시에 팔이 몹시 당기고, 관절의 움직임에 제한이 있다. 반대 편 팔에 비하여 굵기가 가늘다. 엄지손가락까지 연결되어 있으며, 엄지손가락의 변형이 와 있다. 손가락 관절, 손목, 팔꿈치 관절 운동을 평소 열심히 하여 관절이 굳지 않도록 해야 한다.

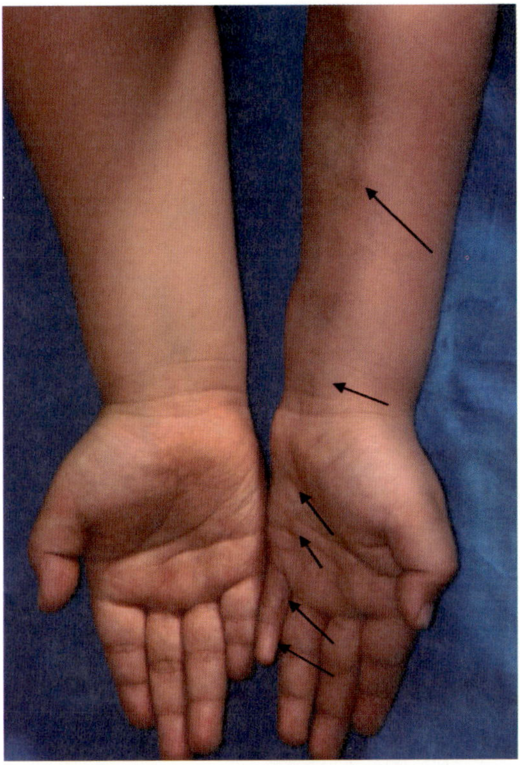

그림 19. 선상피부경화증 : 선상피부경화증의 가장 큰 문제는 피부 뿐만 아니라, 피하지방층, 근육, 뼈의 성장이 안되는 경우가 흔하다는 점이다. 왼쪽 손과 팔에 선상피부경화증이 발생된 경우이다. 새끼손가락과 손바닥 안쪽, 손목 부위와 팔의 안쪽의 성장이 오른쪽에 비하여 상당이 차이를 보이는 것을 볼 수 있다. 손바닥 안쪽에 튀어 나온 부분이 없어 진 것을 알 수 있다. 팔의 두께의 차이를 확인하고, 새끼손가락의 두께의 차이를 확인해 보기 바란다. 간혹 팔 길이에도 차이를 보이는 경우도 있다.

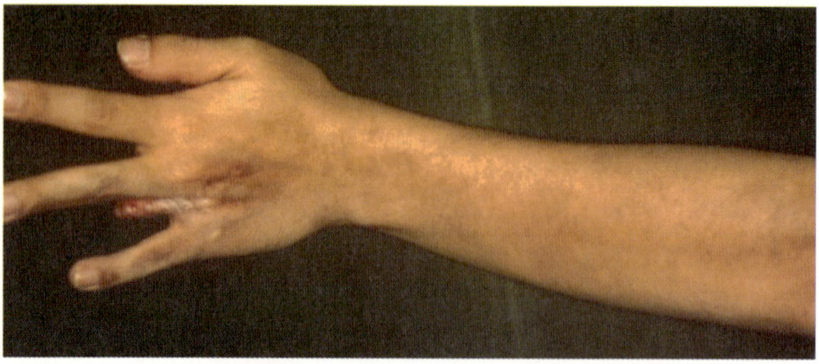

그림 20. 선상피부경화증 : 매우 드문 현상이나, 손가락으로 영양을 공급하는 혈관이 막혀 손가락의 성장이 멈추고, 심한 경우에는 손가락이 괴사에 빠져 없어지는 현상도 관찰된다. 이는 매우 드문 증상이며, 현재까지 내가 본 환자 중 1명의 환자만이 이런 증상을 보였으므로 대부분의 환자들은 이 그림을 보고 걱정할 필요는 없다.

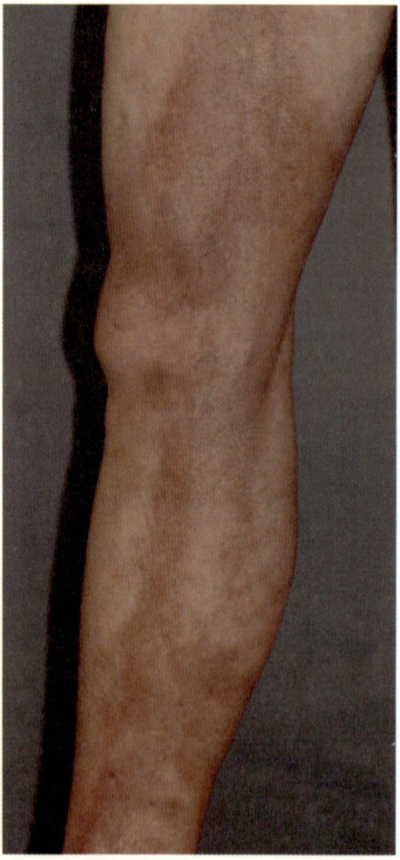

그림 21. 선상피부경화증 : 발에서부터 피부가 딱딱해지고, 갈색의 색깔이 진해진다. 이런 증상이 다리, 허벅지를 거쳐 엉덩이 윗 부분까지 퍼진다. 피부는 매우 딱딱하며, 다리를 굽힐 때 당기는 증상이 심하여 불편함을 느낀다. 대부분 엉덩이 윗 부분까지 진행하며, 더 이상 진행하지 않고 멈추게 된다.

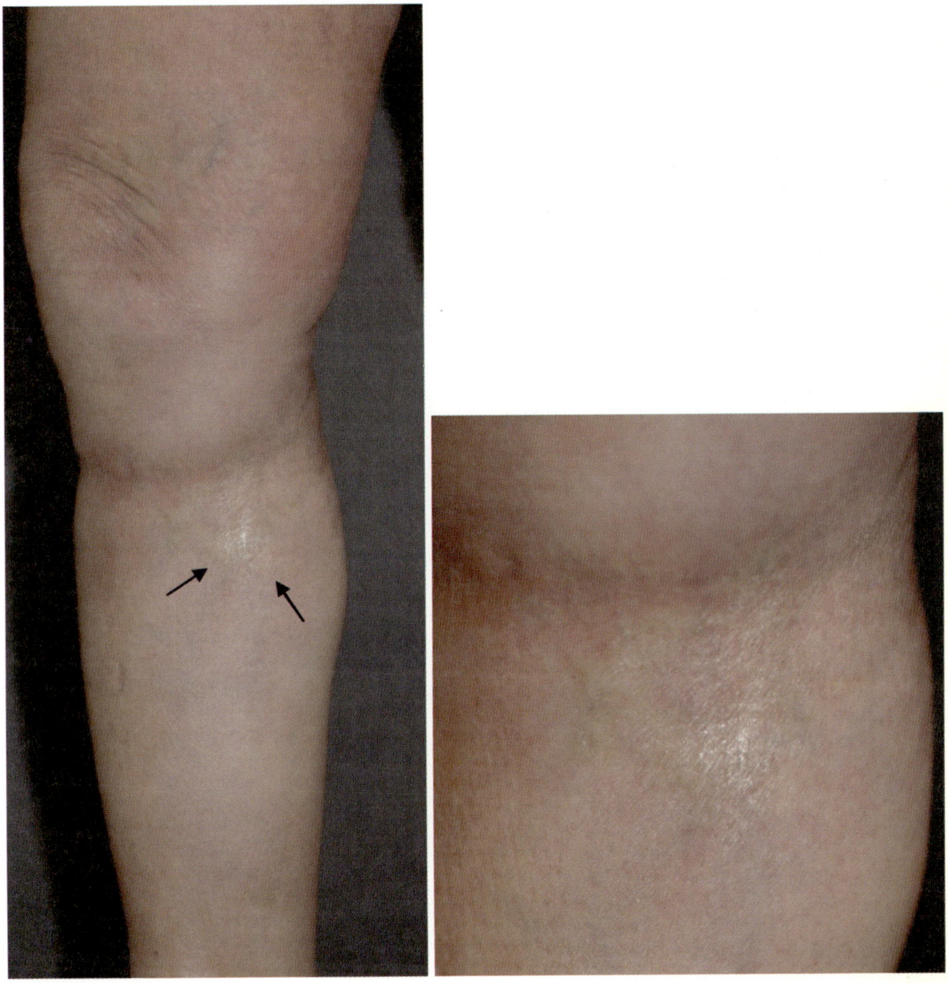

그림 22. 선상피부경화증 : 다리와 허벅지에 생긴 선상피부경화증이다. 피부경화의 정도가 같은 병변 내에서도 차이를 보인다. 왼쪽 그림의 화살표 부위를 확대한 것이 오른쪽 그림이다. 섬유화가 심하여 색깔이 하얗게 변하고 반짝거리는 표면을 가지는 매우 딱딱한 부위를 보여주고 있다. 물론 전체적으로 다리와 허벅지 피부가 딱딱하며, 이 부위가 특히 심하게 굳어 있고, 당기는 증상이 있다.

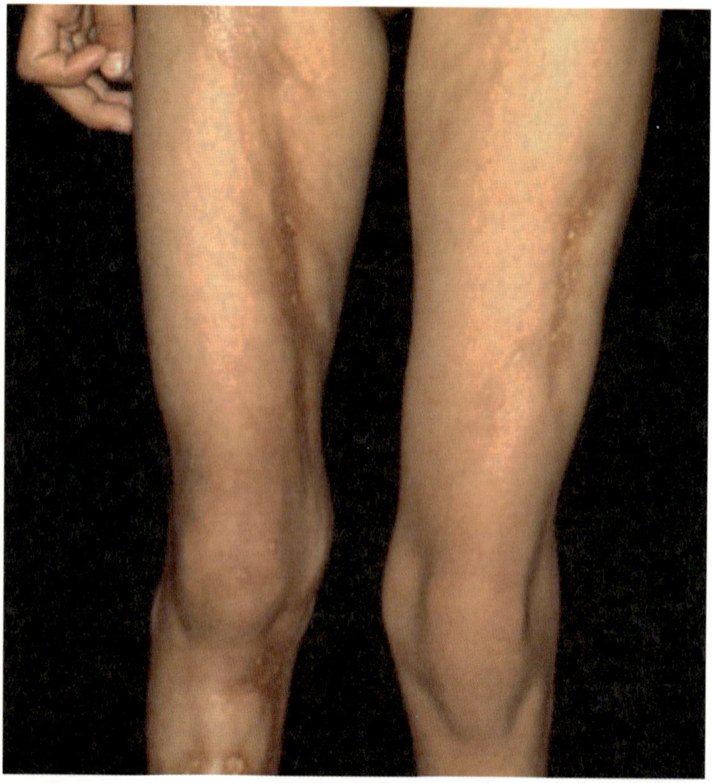

그림 23. 선상피부경화증 : 선상피부경화증은 일반적으로 한쪽 다리나 한쪽 팔에만 생기는 경우가 대부분이다. 간혹 양쪽 다리에 선상으로 피부경화증이 생기는 환자도 있다. 경화증이 심하고, 밑에 위치하는 근육에도 영향을 주면 다리 굵기가 가늘어 진다. 갈색 색깔이 침착되나, 섬유화가 심한 곳에서는 오히려 색깔이 빠져서 흰색을 띄게 된다.

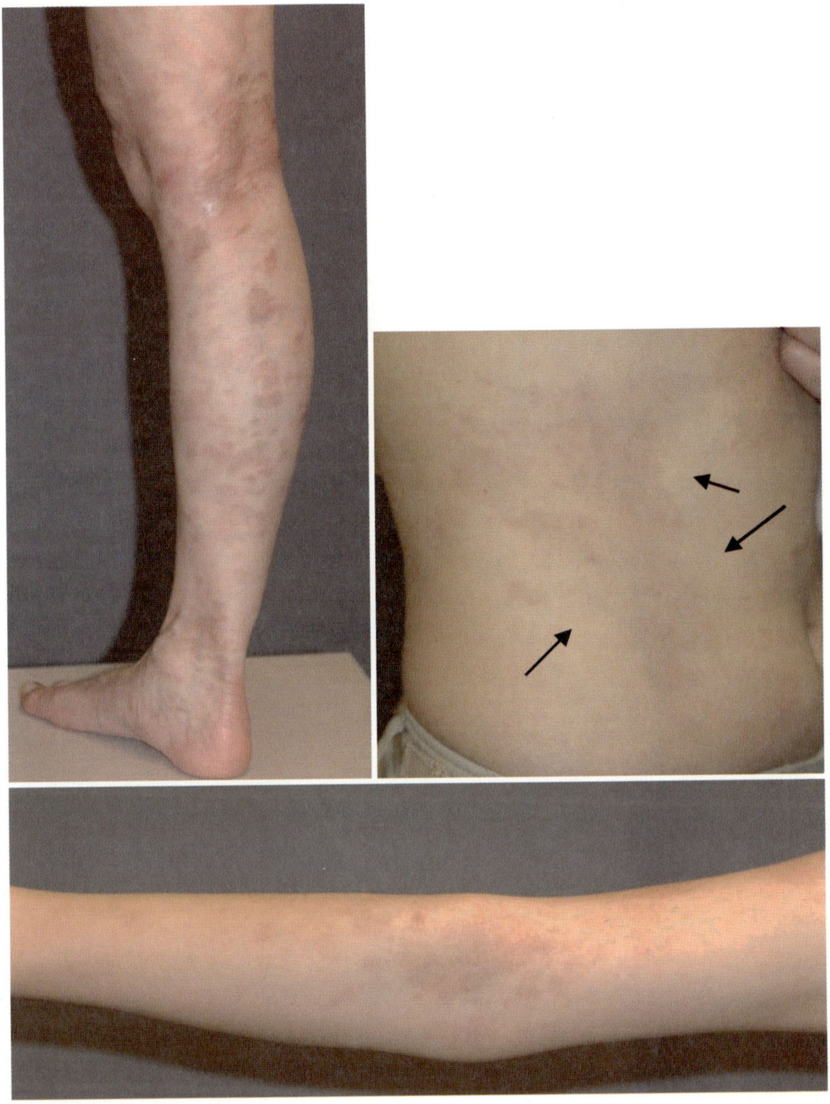

그림 24. 선상피부경화증 : 이 환자의 경우에는 오른쪽 다리와 오른쪽 팔에 선상으로 피부경화증이 생긴 경우이다. 일반적으로는 한쪽 다리 또는 팔에만 병이 생기나, 이 환자와 같이 매우 드물게 다리와 팔에 동시에 선상피부경화증이 생기는 경우도 있다. 오른쪽 배 부위에도 화살표로 표시한 부위에서 경화증 증상을 관찰할 수 있다. 경화증 부위는 시간이 지나면 저절로 딱딱한 것이 풀리며, 당기는 증상도 없어지게 된다.

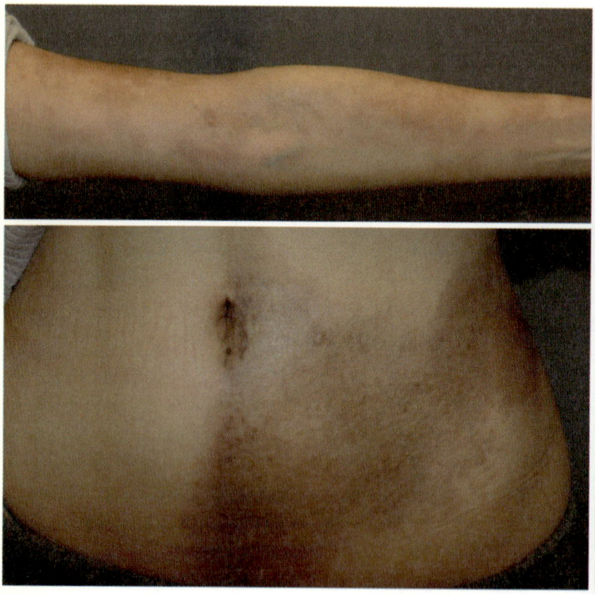

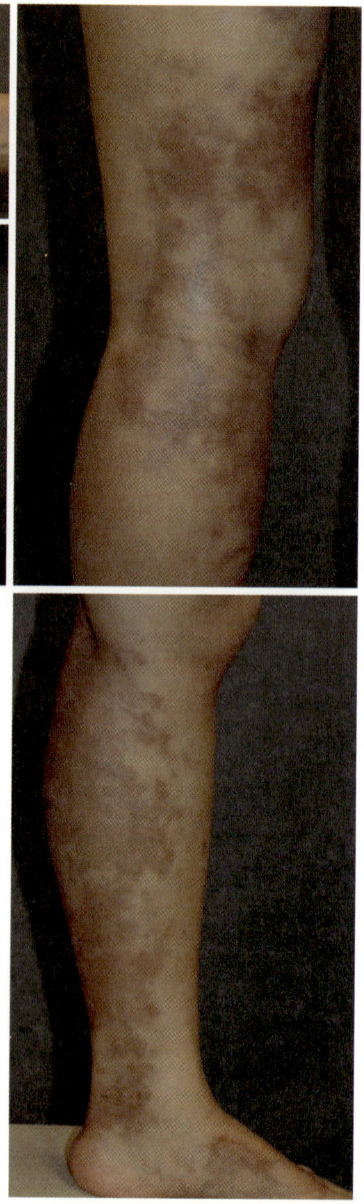

그림 25. 선상피부경화증 : 이 환자의 경우에는 왼쪽 다리, 허벅지와 왼쪽 팔에 선상으로 피부경화증이 생긴 경우이다. 매우 드물게 다리와 팔에 동시에 선상피부경화증이 생기는 경우도 있다. 배 부위에도 경화증 증상을 관찰할 수 있다.

올라와서 엉덩이와 허리 부근까지 선이 이어지는 경우가 많다. 팔에 생기는 경우는 손가락부터 시작된 피부경화가 손, 팔 전체에 선 모양으로 나타나며, 어깨와 어깻죽지 부근까지 연결되는 경우가 보통이다.

그리고 병변 부위의 피부색깔도 변하게 된다. 보통은 갈색의 색소가 침착되어 주위 피부보다 진하게 보인다. 피부가 심하게 딱딱해진 부위에서는 피부가 반짝반짝 번뜩거리는 표면을 가지면서, 색깔이 빠지는 증상이 관찰된다. 일부 환자에서는 선 모양으로 피부가 딱딱해진 부위가 주위 피부보다 위축되어서 안으로 들어가 있는 경우도 있으며, 일부에서는 오히려 약간 튀어나오는 경우도 있다.

팔, 다리 다음으로 선상피부경화증이 많이 생기는 부위가 이마이다 (그림 26~그림 30). 주로 10세 이전의 어린이에게 많이 생기며 10대 및 20대 나이에서도 자주 발생하는 질환이다.

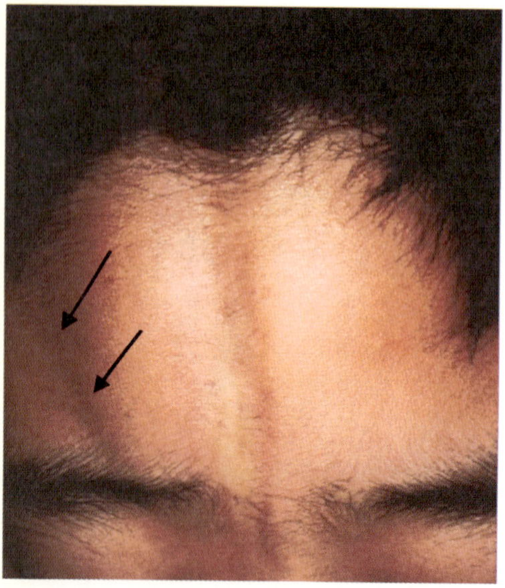

그림 26. 선상피부경화증 : 머리카락으로 덮인 두피에서부터 시작한 피부경화증상은 이마로 내려온다. 반상경화증 및 대부분의 선상경화증과는 달리 이마에 생긴 경우는 피부 아래로 병변이 들어가게 된다. 피부가 들어가는 이유는 아직 확실하지 않으나, 병변이 아래 뼈와 가깝게 붙어 있는 것으로 미루어보아 피하지방층과 밑에 근육의 위축이 생겼기 때문일 가능성이 있으나 확실하지 않다. 색깔이 변하지 않는 경우와 약간 갈색으로 변하는 경우가 있다. 이마 정 중앙에서 약간 한쪽으로 치우쳐 한 줄, 또는 이 그림의 환자와 같이 두 줄로 병변이 발생한다. 화살표로 잘 보이지 않는 병변을 가리키고 있다. 두피에도 병변이 있다.

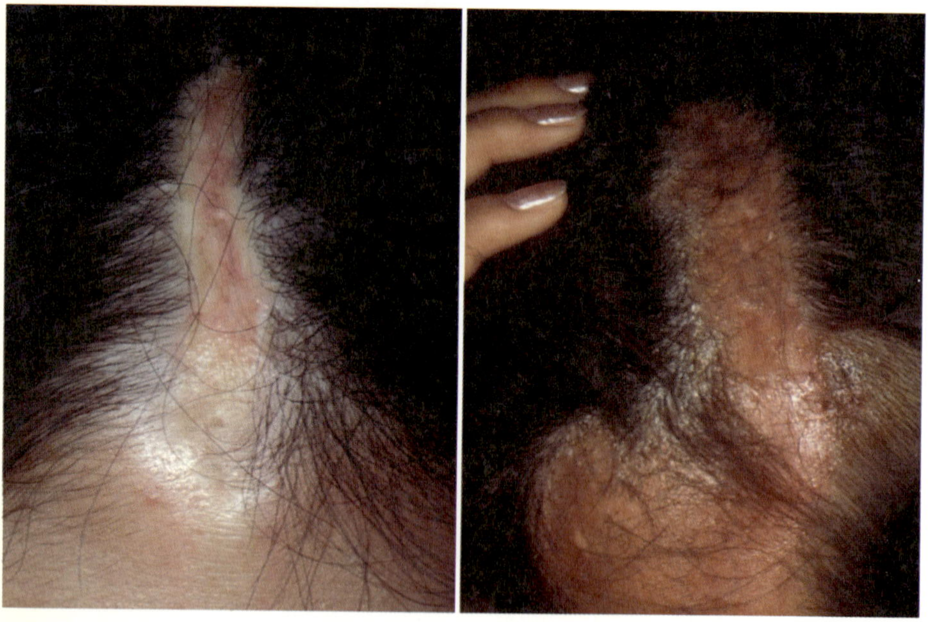

그림 27. 선상피부경화증 : 선상피부경화증 중 이마에 생긴 경우를 마치 칼로 이마에 상처를 입은 것 같다는 의미의 프랑스 말인 “En Coup de Sabre”라고 부르는 이유를 알 것 같은 그림이다. 머리가 빠진 부위가 딱딱해지고, 섬유화가 심하여 머리카락이 전부 빠지며, 나중에 병이 멈추더라도 다시 머리카락이 나지 않는다. 머리에서 시작한 피부경화증상은 점점 이마 아래로 내려오면서 심한 경우에는 턱까지 번진다.

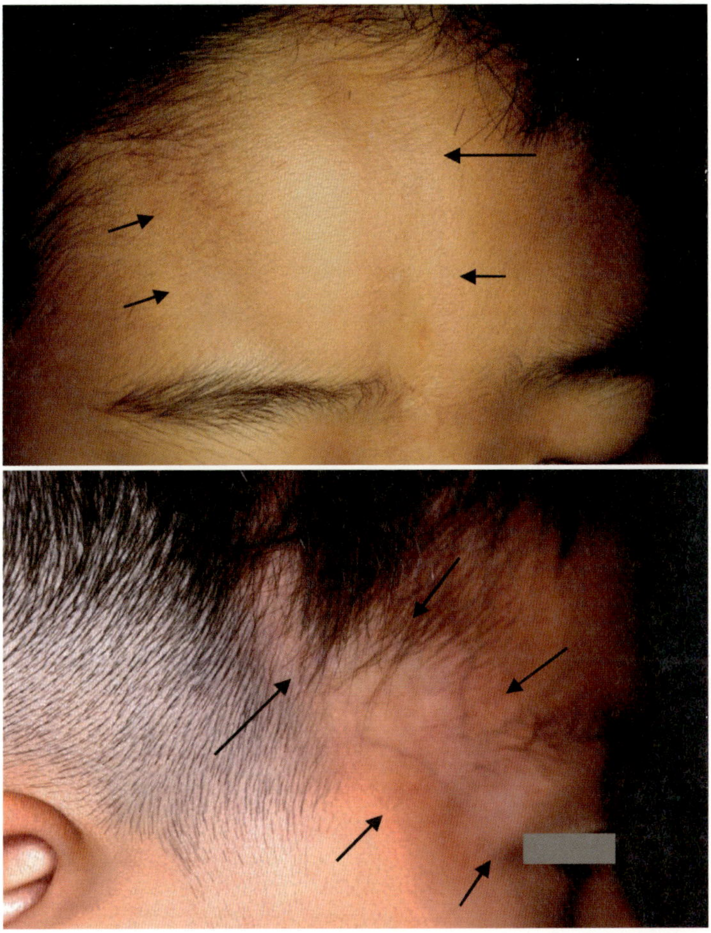

그림 28. 선상피부경화증 : 한 줄 또는 두 줄의 선상피부경화증이 이마에서 관찰된다. 두피에서 시작되며 점점 아래로 내려 온다. 어느 정도 까지 내려올지, 그리고 어느 정도까지 깊게 들어갈지, 어느 정도까지 얼굴의 성장에 지장을 초래할 지 등을 미리 예측하기는 매우 어렵다.

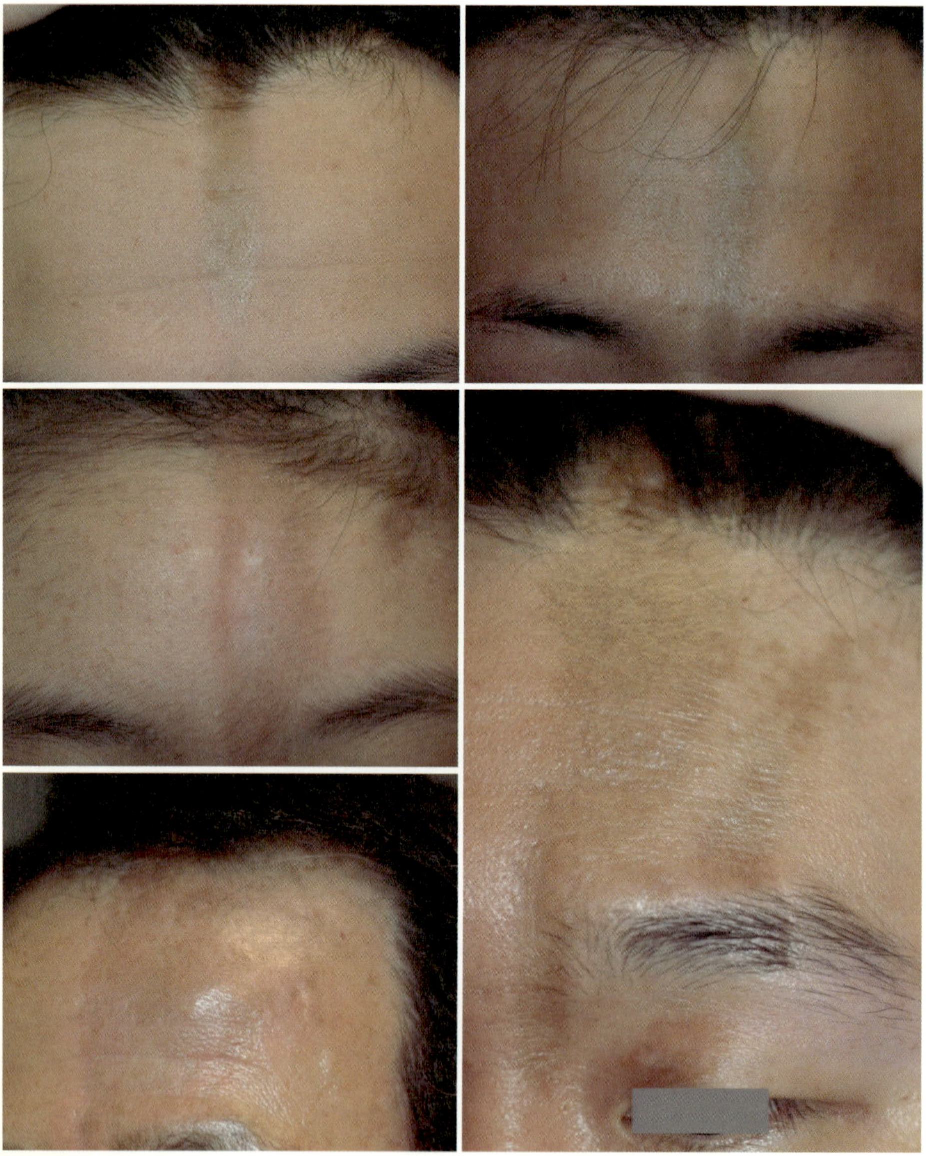

그림 29. 선상피부경화증 : 이마에 생긴 여러 환자의 임상사진을 나열한 것이다. 보통 정상 피부보다 아래로 들어가 있으며, 정중앙에서 한쪽으로 치우쳐 있다. 위에서 아래로 진행하며, 약간의 갈색을 띠고 있다. 얼마나 진행할지를 예측하기 어렵다. 왜 이마에 잘 생기는지도 알지 못하고 있다.

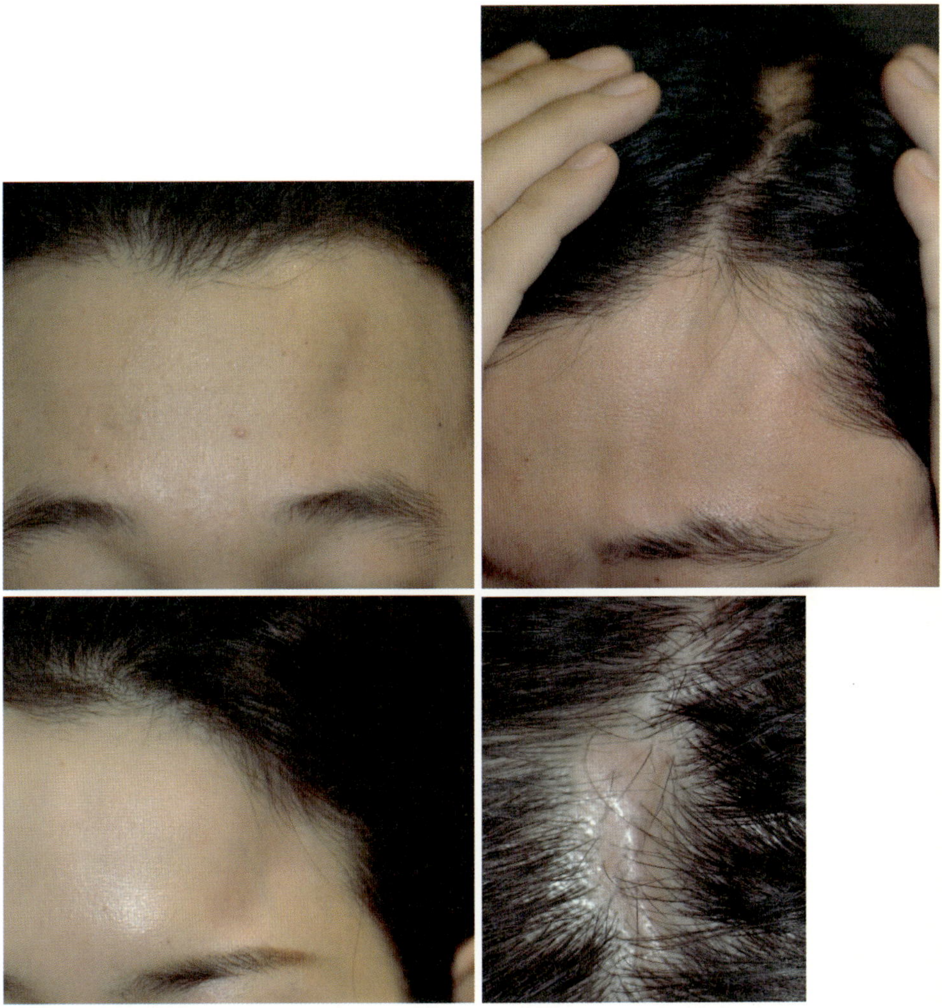

그림 30. 선상피부경화증 : 이마에 생기는 선상피부경피증은 일반적으로 15세 이하의 어린이에서 더 자주 생긴다. 어른의 경우도 드물기는 하지만 생길 수 있다. 세 사람 모두 이마 왼쪽에 병변을 보이고 있다. 앞에서 본 환자들과는 달리 병변의 피부색은 거의 정상이며, 갈색의 색소침착을 보이지 않고 있다.

이마에 생기는 선상피부경화증을 불어로는 “En Coup de Sabre”라고 부른다. 불어로 “칼을 맞은 자국”이라는 뜻이다. 꼭 이마에 칼 맞아 생긴 상처와 같이 보인다는 의미인데, 섬뜩한 비유가 아닐 수 없다. 이마와 머리카락이 있는 두피에 선상으로 약간 들어가면서 피부가 굳게 되는 증상이 관찰된다. 피부 색깔은 갈색의 색깔이 띠면서 짙어진다. 보통은 한 줄로 생기나 어떤 환자들은 두 줄 또는 세 줄로 피부에 병변이 생긴다.

머리카락이 있었던 부위는 머리카락이 빠지게 된다. 피부에 콜라겐의 양이 많아지면서 증가된 콜라겐이 모낭을 위축시키고, 모낭의 성장주기에 영향을 주어 머리카락이 성장하는 것을 방해한다고 생각된다. 머리카락이 빠진 두피는 매우 두껍고 갈색의 색깔이 침착되어 있으며, 자세히 보면 있어야 할 모낭이 없어져 있다. 따라서 병이 없어져도 머리카락이 다시 날 가능성은 병의 초기가 아니라면 거의 없다고 할 수 있다.

머리카락이 있는 두피에서 시작한 병변이 이마를 거쳐서 눈 안쪽 피부와 코, 그리고 턱까지 선 모양으로 아래로 내려오는 경우가 흔히 관찰된다 (그림 31 ~ 그림 35). 이 경우에는 코의 한쪽이 반대편 코에 비하여 크기가 전체적으로 조금 작아진다. 특히 콧구멍을 형성하는 윗부분의 피부 두께를 비교해 보면 양쪽의 차이를 잘 비교할 수 있으며 얼굴 좌우가 약간 비대칭적이게 되어 가고 있음을 확인할 수 있다. 경험상 턱까지 번지면 더 이상 번지지 않으며 목 이하로 내려가는 경우는 경험하지 못하였다.

어린이 환자에서 선상피부경화증의 범위가 더 이상 번지지 않으면 일단 다행이다. 팔이나 다리의 경우에는 손가락이나 발가락부터 어깨 또는 허리 부위까지 선상으로 번지면 더 이상 번지지 않고 멈추게 된다. 머리에서 시작한 선상피부경화증은 이마, 코 옆을 따라 내려오다가 턱에서 멈추게 된다. 병이 계속 번지고 진행하는 시기에는 약을 사용하여 병의 진행을 중지시키고자 노력한다. 그러나 병이 더 이상 진행하지 않으면 약을 더 이상 사용하지 않는다.

어린이는 계속 성장을 하여 어른의 몸을 가지게 된다. 팔, 다리가 길어지고 굵어지며, 얼굴도 점점 넓어지며, 머리의 크기도 어른 머리와 같이 크게 된다. 그러나 선상피부경화증 환자 중 상당수는 병변이 생겼던 피부의 지방조직과 근육, 그리고 뼈의 성장이 잘 안 되는 경우가 관찰된다. 따라서 아이는 계속 성장하여 다른 부위는 점점 어른 몸이 되어 가는데, 선상피부경화증이 있던 팔이나 다리의 병변 부위와 머리, 이마, 코 주위의 일부분의 성장이 늦거나, 성장이 전혀 되지 않는 경우가 자주 있다. 그러면 정상 부위와의 차이가 점점 커져 점점 비대칭적으로 되며 미용적으로 문제가 발생한다. 팔, 다리의 굵기와 길이 성장이 잘 안되면 걷거나 달리는 기능에도 심각한 문제

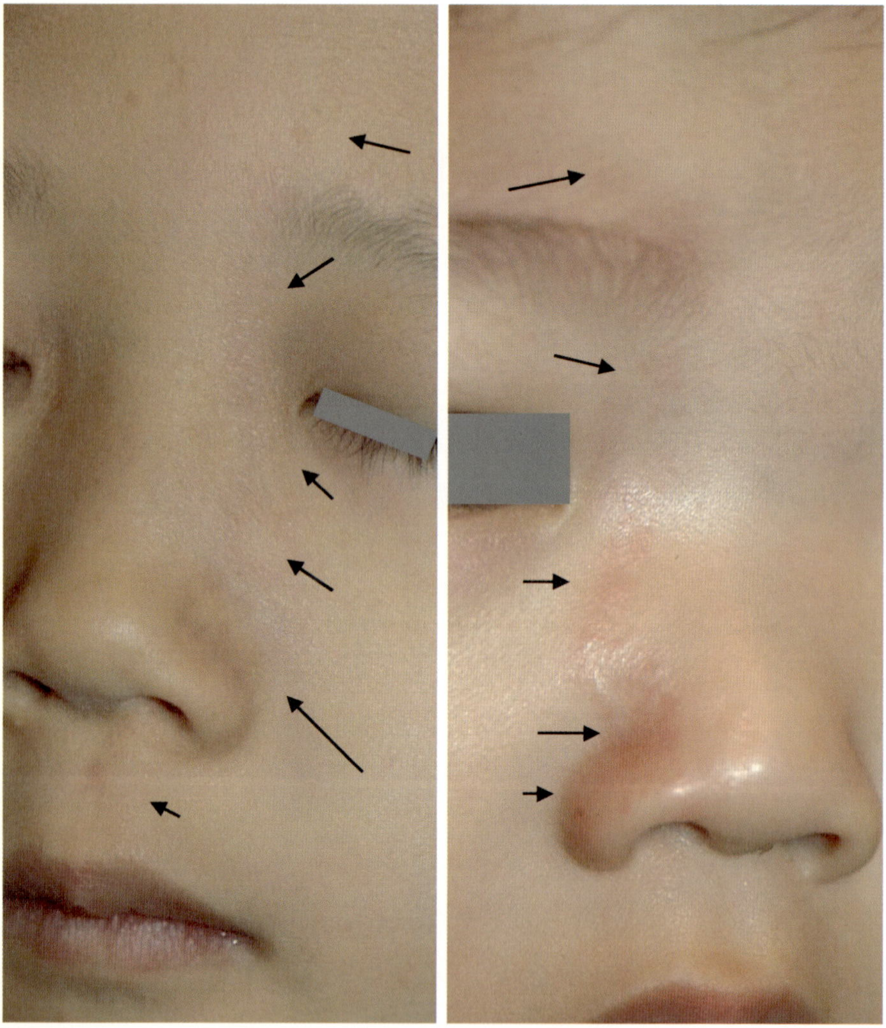

그림 31. 선상피부경화증 : 이마에서부터 아래로 병이 내려올 때는 보통 코 옆을 따라서 내려온 후에 입술 위를 거쳐 턱까지 내려온다. 환자에 따라서 얼마나 내려올 지는 예측하기 어렵다. 화살표로 표시한 부위에 색깔이 갈색으로 변하면서 피부가 굳기 시작하는 초기 상태의 선상피부경화증 환자이다.

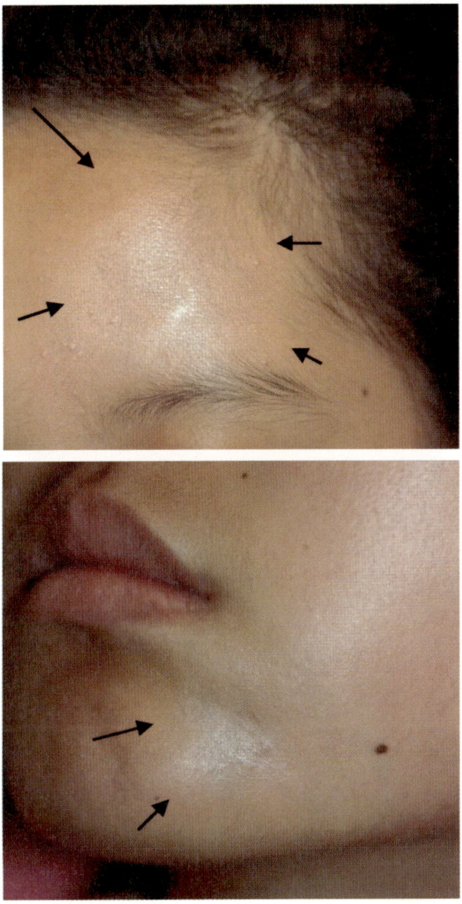

그림 32. 선상피부경화증 : 이마에서부터 내려온 선상 경화증이 턱까지 내려와 있다.

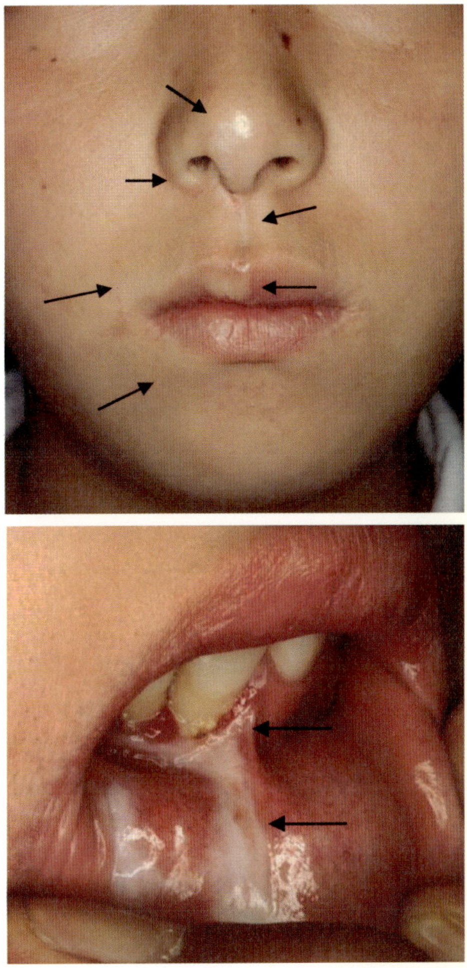

그림 33. 선상피부경화증 : 코와 인중, 그리고 입술에 피부가 딱딱해지고, 색깔이 흉이 생긴 것 처럼 하얗게 되고, 약간 반짝이는 표면이 관찰된다. 이 환자의 입술 안쪽 점막에도 선상으로 피부경화의 증상이 관찰되며, 잇몸에도 이상이 있어 치아가 흔들리는 증상을 호소하였다.

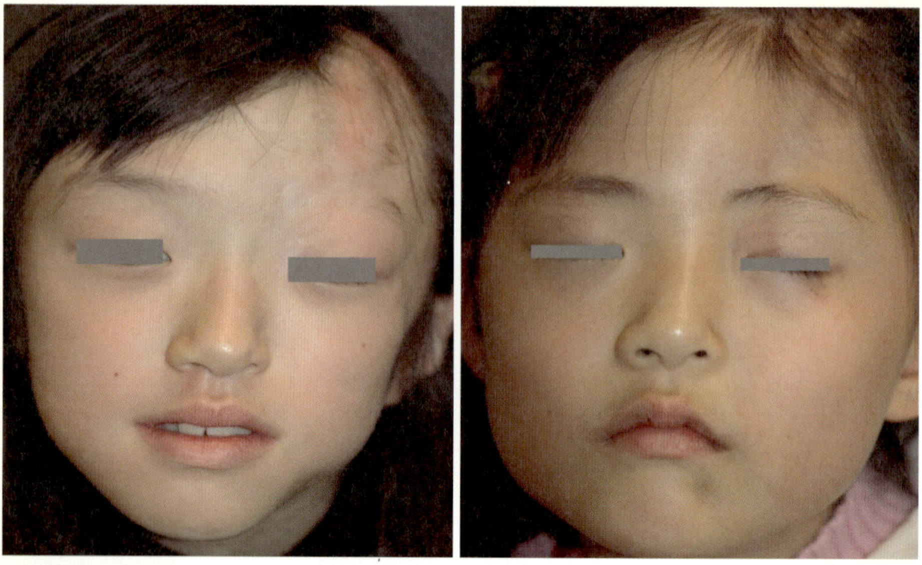

그림 34. 선상피부경화증 : 두피에서 시작한 경화증이 턱까지 퍼진 환자이다. 병이 있는 왼쪽 부위는 거의 성장하지 않고 있다. 머리카락이 빠졌으며 이마, 코의 왼쪽, 뺨, 턱의 크기는 몇 년전 크기에서 별로 커지지 않았으나, 오른쪽 정상 부위는 계속 성장을 하고 있으므로, 점점 좌우의 차이가 커질 것이라고 예상이 된다. 머리 뼈의 성장도 늦어지는 경우가 있다.

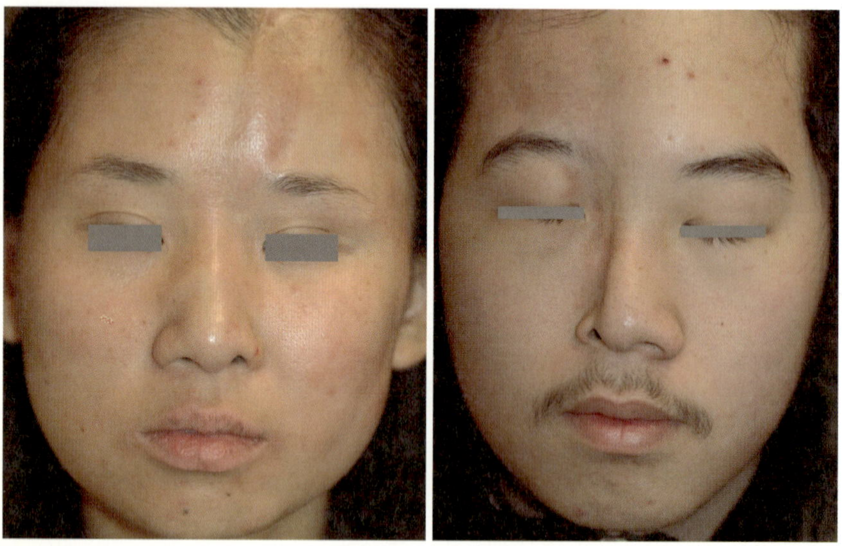

그림 35. 선상피부경화증 : 두피에서 시작한 경화증이 턱까지 퍼진 환자이다. 병이 있는 부위에서는 성장이 거의 되지 않고 있다. 머리카락이 빠졌으며 이마, 코의 반쪽, 뺨, 턱의 크기는 어렸을 때와 비교하여 별로 커지지 않았다.

를 초래할 수도 있다.

정말로 의사와 부모의 마음을 많이 괴롭히는 병이 아닐 수 없다. 병이 생긴 부위가 점점 길어지고 넓어지며, 경우에 따라서는 근육과 뼈의 성장에도 영향을 받아 좌우가 비대칭적으로 차이가 심해지는 것을 보면 인간의 능력에 한계를 느끼게 된다. 반드시 연구를 통하여 병의 원인을 밝히고 새로운 치료법을 개발해야 한다는 사명감을 느낀다.

선상피부경화증의 자연 경과

선상피부경화증도 앞에서 언급한 반상피부경화증에서처럼 처음 병이 시작할 때는 피부병변의 크기가 점점 넓어지고, 길어지게 되나, 몇 년이 지난 후부터는 더 이상 범위가 넓어지지 않고, 병의 활동성도 사라지며, 딱딱한 피부도 저절로 조금씩 풀리는 경과를 취한다. 그러나 피부경화가 있는 부위에 갈색의 색깔이 남게 되며, 경우에 따라서는 약간 움푹 들어간 흔적이 남아서 미용적으로 보기에 좋지 않은 자국을 남긴다. 더 큰 문제는 병의 진행이 멈추고, 병의 활동성이 더 이상 없는 상태에서도, 어린이가 계속 성장을 하는 동안에 선상피부경화증이 있는 부위는 성장이 늦거나 성장이 되지 않아서, 아이가 성장을 계속할 때까지 병이 있었던 부위와 정상 부위와의 차이가 점점 심해진다는 사실이다. 환자 보호자는 아이가 성장하면서 점점 더 미용적으로 문제가 발생하는 것을 경험하게 되며, 자신이 병을 앓는 것보다 몇 배 이상으로 마음이 아프며, 아이를 위하여 특별히 해 줄 것이 없는지 사방으로 찾아다니게 되는데, 부모의 심정으로서는 당연하다고 할 수밖에 없다.

(3) Parry-Romberg 증후군

이 질환의 이름은 처음으로 이 병에 대해 기술한 의사의 이름을 따서 지어졌으며, 이 질환을 선상피부경화증과 같은 것이라고 생각하는 사람이 많다. 선상피부경화증이 생긴 부위의 지방조직과 근육, 그리고 뼈가 위축되고 성장하지 않음으로써 정상 부위와의 차이가 심하게 생기는 질환을 말한다 (그림 36).

(4) 범발성 반상피부경화증 (Generalized morphea)

범발성 반상피부경화증은 앞에서 설명한 반상피부경화증 병변이 여러 군데에 발생하고 서로 연결되어 마치 전신의 피부에 경화증이 전반적으로 생긴 것처럼 보이는 경우를 말한다 (그림 37, 그림 38). 뒤에서 설명할 전신경화증과는 다른 질환임을 강조하고 싶다. 전신경화증에서는 레이노 증상과 말단경화증의 증상이 꼭 있어야 하나, 국소피부경화증의 한 형태인 범발성 반상피부경화증에서는 이 두 가지 증상이 없다는 것을 명심하여야 한다.

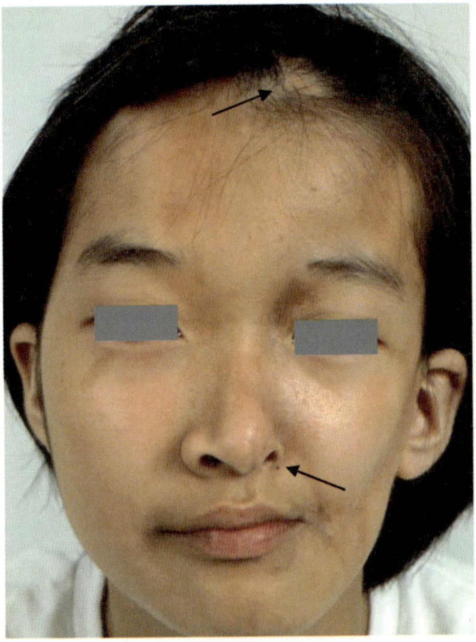

그림 36. Parry-Romberg 증후군 : 위쪽 화살표가 가르치는 머리 속 두피에서 시작한 경화증이 턱까지 퍼진 환자이다. 환자는 병이 턱까지 퍼진 후에 몇년 동안 병이 있었던 왼쪽 부위에서는 성장이 거의 되지 못하였다. 그러나 오른쪽 얼굴 부위는 정상적으로 성장하였다. 아래 화살표로 표시한 콧구멍 윗 부분의 두께를 보면 오른쪽에 비하여 성장을 하지 못하고 어릴 적의 두께를 계속해서 유지하고 있음을 알 수 있다. 또한 이마와 빰, 턱 부위의 뼈와 근육도 차이가 많이 나는 것을 알 수 있다. 사진에서는 보이지 않지만 머리를 만져 보면 머리 크기도 좌우가 차이를 보이고 있어 머리뼈의 성장에도 지장이 있음을 알 수 있다.

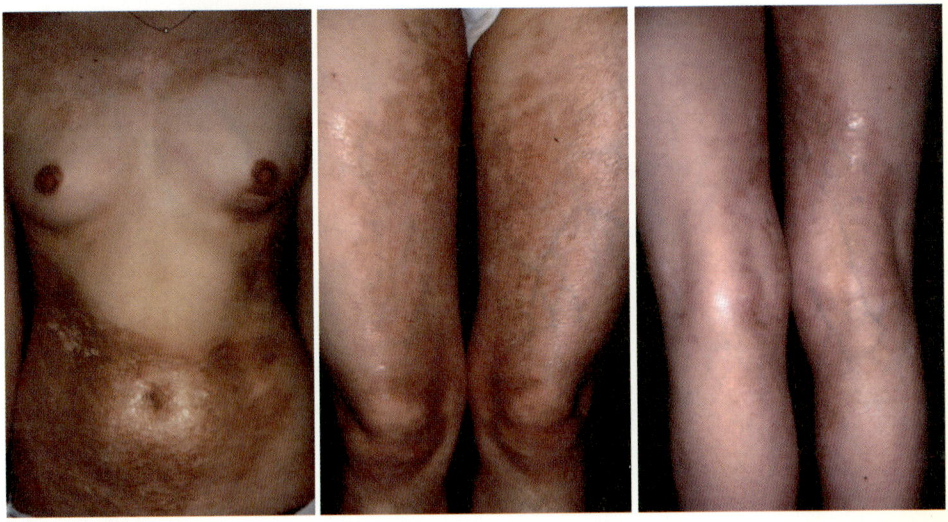

그림 37. 범발성 반상피부경화증 : 위에 세 사진은 모두 한 환자의 사진이다. 어깨, 가슴 위, 배, 등, 다리, 팔 피부에 광범위하게 피부가 갈색으로 변하면서 피부가 딱딱하게 굳는 증상을 보이고 있다. 그러나 전신적으로 피부가 굳었지만, 레이노 현상과 말단경화증과 같은 전신경화증에서 보이는 증상이 없기 때문에 국소피부경화증의 한 형태이다. 즉 피부에만 국한된 경우이고 내부 장기는 정상인 상태이다.

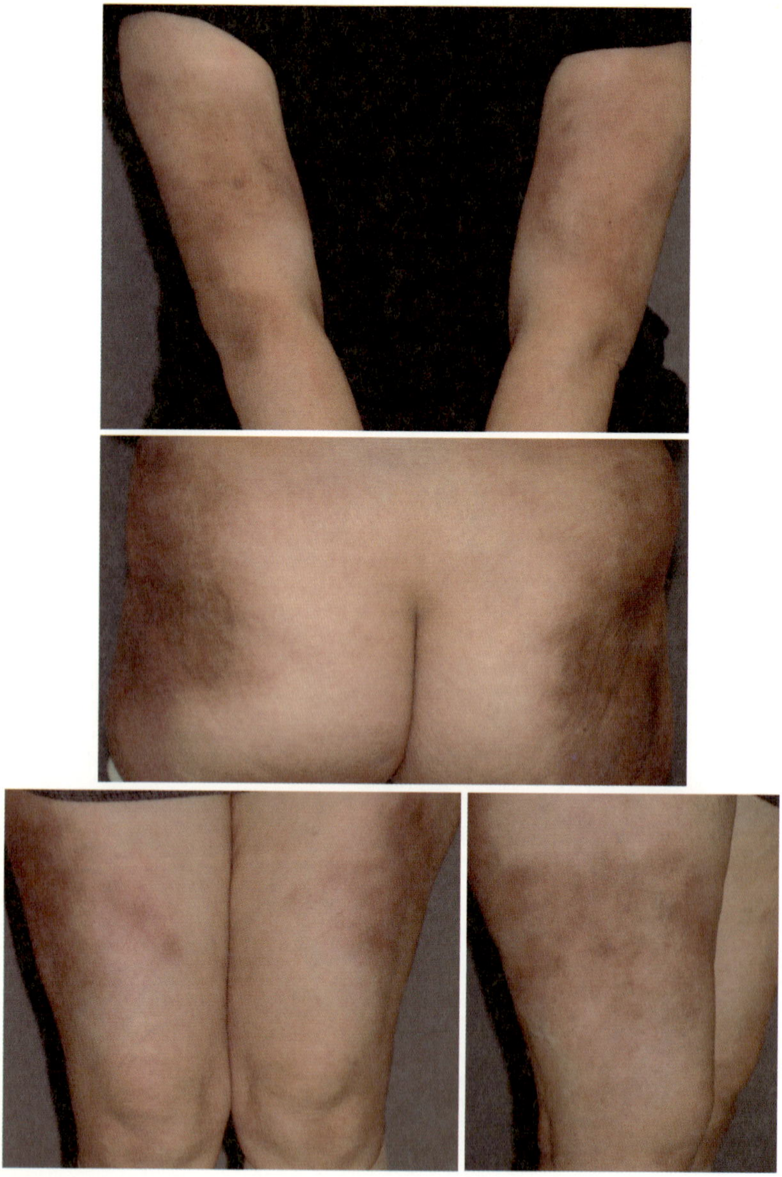

그림 38. 범발성 반상피부경화증 : 모두 한 환자의 사진이다. 팔, 엉덩이, 다리에 광범위하게 피부가 갈색으로 변하면서 피부가 딱딱하게 굳는 증상을 보이고 있다. 레이노 현상과 말단경화증은 관찰되지 않았다. 피부에만 국한된 경우이고 내부 장기는 정상인 상태이다.

(5) 물방울 반상피부경화증 (Guttate morphea)

흰색의 동그란 모양의 병변이 발생하는데 건강에도 전혀 문제 없고, 미용적으로도 큰 문제를 일으키지 않는다. 1cm 이하의 약간 반짝이는 흰 반점이 생기며, 조직검사를 해 보면 콜라겐의 양이 많아져 있는 것을 관찰할 수 있다. 더 이상 크기가 커지지 않으며 수는 몇 개가 더 생길 수 있다 (그림 39).

2. 국소피부경화증의 치료방법

국소피부경화증 환자의 치료에서 제일 먼저 해야 할 것이 환자를 안심시켜 주는 것이다. 이 병은 피부에만 국한된 병이며, 환자 건강에는 아무런 문제를 일으키지 않을 것이라는 사실을 확실히 알려주어야 한다. 그러나 병이 치유되고 난 후에도 병을 앓은 흔적은 남을 것이라는 것도 알려주어야 한다. 그리고 그 흔적들은 미용적으로 문제를 초래할 수 있으나, 환자의 마음 자세에 따라 큰 문제가 될 수도, 대수롭지 않을 수도 있음을 설득해야 한다. 환자들은 주위 사람들이 얼굴이 왜 그러냐고, 피부가 왜 그러냐고 묻는 것에 답을 하기 어렵고, 그런 질문을 받는 것이 스트레스라고 말한다. 나는 화상을 입었거나 다쳤다고 말해주고, 대수롭지 않게 생각하라고 이야기 한다. 특히 사춘기의 학생에게는 민감한 문제이며, 환자의 마음을 잘 헤아리고 자신감을 갖도록 도와주어야 한다.

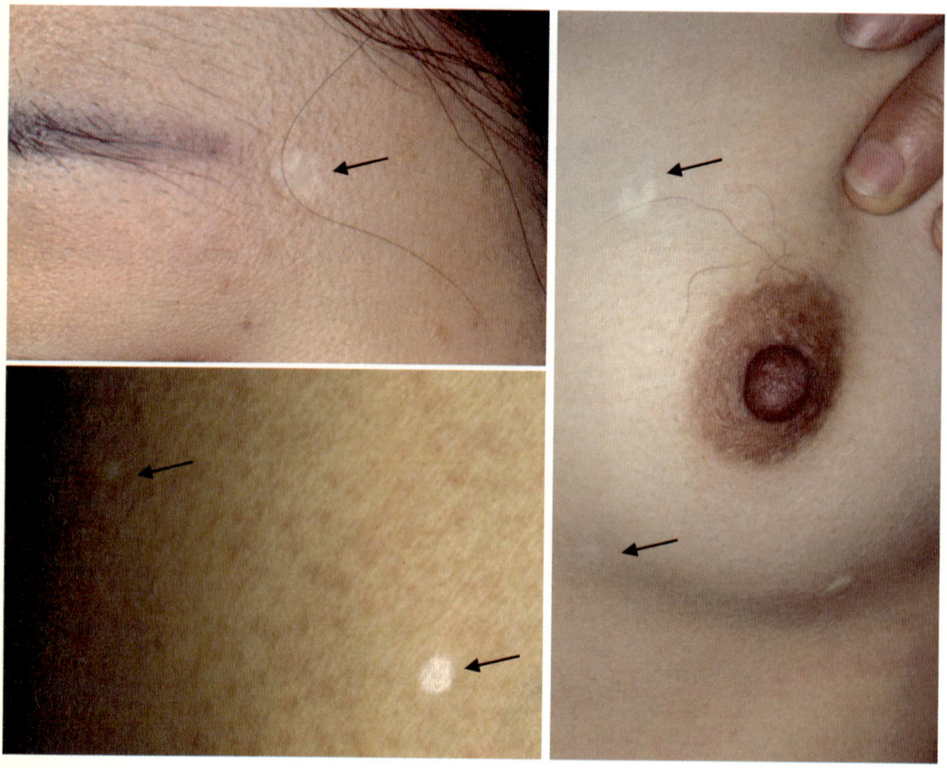

그림 39. 물방울 반상피부경화증 : 동그랗고, 크기가 작은 병변이 관찰된다. 세 사진 모두 한 사람이다. 얼굴, 다리, 가슴을 비롯한 전신 피부에서 관찰된다. 증상은 없다.

(1) 국소 스테로이드 제제 도포

국소피부경화증은 내부 장기에는 아무런 이상을 유발하지 않으며, 오직 피부에만 병이 발생하는 질환이기 때문에 국소적으로 병을 치료하는 것이 원칙이다. 즉 약을 복용할 필요가 없다는 의미이다. 그러나 어린이에게서 생긴 선상피부경화증이 급속도로 번지는 경우에는 전신적 치료방법을 선택하는 경우도 있다.

국소 스테로이드 연고는 하루에 두 번 병변부에 바르면 된다. 스테로이드제는 피부섬유아세포에서의 콜라겐합성을 억제한다. 피부경화증은 콜라겐합성이 증가되어 피부가 딱딱해지기 때문에 콜라겐을 억제하는 스테로이드 제제를 바르는 것은 합리적인 선택이라고 생각한다. 실제로 스테로이드 제제를 바르면 딱딱하게 굳은 피부가 부드럽게 되는 것을 볼 수 있다. 스테로이드 제제는 그 종류에 따라 효능에 많은 차이를 보인다. 효능이 강한 약제는 그 만큼 부작용도 많이 발생한다. 따라서 스테로이드의 종류를 잘 선택하여 피부에 바르는 것이 중요하다. 일단 병의 진행을 막고 딱딱한 피부를 풀어주는 것이 1차 목적이므로 효능이 강한 약제를 바르도록 한다. 스테로이드 제제를 한 달에서 두 달 이상 계속해서 바르면 스테로이드 제제의 효과가 떨어지는 현상이 생긴다. 일반적으로 이야기하는 약에 내성이 생기게 된다. 이를 전문용어로는 속성내성 (tachyphylaxis)이라고 한다. 또한 스테로이드의 흔한 부작용인 여드름과 같은 피부발진이 생기고, 피부가 얇아지며, 주위의 혈관이 늘어나는 등 원치 않는 부작용이 발생할 수 있다. 따라서 스테로이드는 3~4주 정도 바르면 2주 정도 휴식하는 것이 좋다. 휴식하는 사이에는 다른 성분의 국소치료제를 바르도록 한다.

(2) 국소 스테로이드의 병변 내 주사요법

저자의 경험으로는 스테로이드를 바르는 것보다는 딱딱한 피부에 스테로이드를 병변 내에 주사하는 것이 더 효과적으로 피부를 부드럽게 한다. 특히 관절 주위의 피부가 굳어서 관절의 움직임에 제한을 주는 경우에는 딱딱해진 피부에 직접 주사하여 피부를 부드럽게 하면, 관절의 움직임에도 많은 도움을 주게 된다. 가장 많이 사용하는 주사제는 triamcinolone acetonide로서 주사하는 피부 상태에 따라 2.5 mg/ml 농도부터 10 mg/ml 농도로 병변 내에 주사한다. 주사하는 빈도는 3주 내지 5주 간격으로 한다. 주사를 맞은 부위의 피부는 딱딱한 것이 풀려 부드러워지나, 몇 번 맞으면 그 부위의 혈관이 축소되어 피부가 하얗게 변하기도 하고, 피부가 위축되는 부작용으로 인하여 주사 부위가 움푹 들어갈 수 있으므로 주의를 기울여야 한다.

스테로이드를 바르거나 주사하면, 딱딱해진 피부는 분명히 부드러워 진다. 즉 피부에 존재하는 콜라겐섬유의 양을 줄어들게 만든다는 의미이다. 그러나 스테로이드를 바르거나 주사를 하여 병변이 다른 곳에 새로이 생기는 것을 예방할 수 있다고는 생각하지 않는다. 다른 곳에 새로운 병변이 생기거나 급속도로 병변이 퍼지는 경우에는 경구 약을 복용하는 것이 필요할 수 있다.

(3) 국소 비타민D 제제

비타민D 제제도 콜라겐의 합성을 억제하는 효과가 있으며 피부경화증 병변에 국소적으로 바르면 효과가 있다. 그러나 저자의 경험상으로는 콜라겐의 합성을 억제하는 비타민D의 효과는 스테로이드의 효과에 비하여 떨어진다. 따라서 국소 비타민D 제제는 스테로이드를 3~4주 바른 후 휴식이 필요한 경우나, 스테로이드에 의한 부작용이 발생하였거나, 부작용이 염려될 때 스테로이드 대신 사용할 수 있다.

(4) 자외선 A1을 이용한 광선 치료법

자외선은 피부의 콜라겐합성을 억제하는 효과가 있다. 동시에 콜라겐을 분해하는 효소인 MMP (matrix metalloproteinase)라는 효소의 발현을 증가시키는 효과가 있다. 따라서 자외선을 쪼이면 콜라겐이 적게 만들어지고, 콜라겐을 분해하는 효소에 의해 많아진 콜라겐을 분해시킬 수 있기 때문에 자외선 치료가 효과가 있을 수 있다는 이론적인 근거가 된다. 자외선은 자외선B (280~320 nm)와 자외선A (320~400 nm)가 지구 표면에 도달한다. 피부과에서 사용하고 있는 자외선 치료는 이 두 가지 파장을 모두 이용하고 있다. 파장이 짧은 자외선B는 피부를 투과하는 정도가 약하나, 생물학적 효과가 강하다. 반면에, 자외선A와 같이 긴 파장의 자외선은 피부진피 중간까지 들어갈 수 있다. 따라서 피부경화증의 치료에서는 피부의 진피에까지 들어갈 수 있는 자외선A 광선을 이용한다. 자외선A 광선은 다시 두 가지로 나누고 있는데 자외선A2 (320~340 nm)와 자외선A1 (340~400 nm)으로 인위적으로 나눈다. 자외선A1이 파장이 더 길어서 피부를 더 깊게 침투해서 콜라겐을 분해할 수 있기 때문에 자외선A1을 피부경화증 치료에 주로 사용하고 있다.

자외선A1을 이용한 치료를 시행할 경우, 당연히 콜라겐의 합성을 잘 억제하고, 콜라겐을 분해하는 효소인 MMP의 발현을 최대로 증가시킬 수 있게 자외선의 용량과 쪼이는 횟수를 결정한 후에 병변에 쪼여야 한다. 자외선A1을 피부에 쪼이면 피부에 멜라닌색소가 많이 만들어져서 피부가 까맣게 변한다. 해수욕장에서 하루 일광욕을 즐기고 나면 피부가 검게 타는 것과 마찬가지 현상이다. 이 멜라닌색소는 다음에 쪼이는 자외선 A1을 막아주는 역할을 하기 때문에 자외선 치료 효과를 떨어뜨리게 된다. 따라서 피부에 색소침착을 최소화하면서 콜라겐의 합성을 억제하고, 콜라겐의 분해를 촉진할 수 있는 자외선의 광량과 쪼이는 횟수를 결정해야 한다. 동양인과 같이 갈색의 피부를 가지고 있는 경우에는 낮은 용량으로 주 1회 정도 쪼이는 것이 높은 용량으로 주 3회 쪼이는 것 보다 더 낫다고 저자는 믿고 있다. 실제로 백인에서는 효과가 있는 치료법으로 알려져 있지만 동양인에서는 자외선을 쪼인 후에 피부가 검게 변하기 때문에 백인에서처럼 효과가 많다고는 할 수 없다.

(5) 복용 약을 이용한 치료

국소피부경화증 치료에 복용 약을 처방하는 경우는 선상피부경화증의 경우 외에는 드물다. 즉 내부 장기의 증상이 없기 때문에 국소적으로 피부에 대한 치료를 하는 것이 현명한 치료라고 생각한다. 만약 약을 일정 기간 동안 복용하여 국소피부경화증을 효과적으로 치료할 수 있다면, 즉 병의 진행이 중지되고, 피부병변이 눈에 띄게 좋아지는 복용약이 있다면 왜 그런 약의 사용을 주저하겠는가? 그러나 아직까지 국소피부경화증 치료에 있어서 바르는 약이나, 환부에 주사를 놓는 것 이상으로 효과를 보이는 복용 약은 없다고 할 수 있다. 따라서 현재의 의학 수준에서는 바르는 약으로 치료하는 것이 현명하다고 생각하고 있다. 단지 급속히 악화되는 선상피부경화증에서는 아래 복용 약을 시도해 볼 만하나 그 효과가 모든 환자에서 있는 것은 아니며, 약을 투여하고 경과를 관찰해 보기 전에 효과가 있을지 없을지를 예측하는 것도 쉽지 않다고 할 수 있다.

항말라리아 치료제

말라리아에 감염되었을 때 치료제로 쓰이는 약제가 여러가지 자가면역질환에서 널리 사용되고 있다. 항말라리아 치료제인 "하이드록시 클로로콰인 (hydroxychroloquine)"이란 약제인데, 크게 부작용이 없는 비교적 안전한 약제이다. 이 약제가 국소피부경화증에 얼마나 효과가 있는지는 아직 확실하게 증명되지 못하고 있다. 그러나 많은 국내외 피부과 의사들이 이 약을 치료 목적으로 시도하고 있다.

보통 성인의 경우에는 처음 6주간은 일회 200mg을 아침, 저녁으로 두 번 하루에 400mg을 복용하여 혈중 농도를 일정하게 유지한다. 그 후에는 일회 100mg을 아침, 저녁으로 하루 두 번 (하루에 200mg) 복용하며 6개월 이상 사용한다. 약을 사용한 후에 더 이상 병의 진행이 생기지 않는 경우에는 6개월에서 1년 정도 사용하다가 중지한다. 6개월 정도 사용해도 병이 계속 진행되는 경우에는 효과가 없다고 판단하고 약을 중지 한다.

항말라리아 제제를 복용할 경우에는 아주 드물게 망막에 부작용이 생길 수 있다. 따라서 1~2년 간격으로 망막검사, 시야검사, 시력검사 등의 안과적 검사를 필요로 한다. 그러나 최근에는 항말라리아 제제가 망막질환을 유발할 가능성이 거의 없다는 보고도 많이 나오고 있어, 과거에 너무 그 위험성이 지나치게 강조되었지 않았나 생각한다. 이 약은 담배를 피우는 사람에서는 약효가 떨어진다고 알려져 있으므로 이 약을 복용할 경우에는 반드시 금연하여야 한다.

메토트렉세이트 (Methotrexate)

이 약제는 항암제의 일종으로 개발되었으나 자가면역질환 및 몇몇 피부질환 치료에도 자주 사용되고 있는 약제이다. 선상피부경화증에 사용하면 효과가 있다고 하는 논문이 있으나, 아직 더 많은 사용 경험과 연구가 필요한 약제이다. 특히 어린이 환자의 이마에 발생하는 선상피부경화증에 6개월 이상 사용하면 효과를 경험하였다는 보고가 있다. 보통 1주일에 7.5~15 mg 정도를 투여한다. 간혹 소화가 잘 안된다는 부작용을 호소하기도 하나 큰 문제없이 사용할 수 있다. 엽산 (folate)을 같이 처방하면 부작용을 줄일 수 있다. 나의 경험으로는 선상피부경화증 환자에서 써 볼 수는 있으나, 그 효과는 환자에 따라 매우 큰 차이를 보이는 약제이다.

3 Chapter 전신경화증 (Systemic sclerosis)

전신경화증은 만성적인 질환으로 피부가 굳어지는 피부경화 증상과 동시에 폐, 심장, 신장, 위장관 등의 여러 장기에 이상이 오는 질환이다. 원인은 알려져 있지 않지만, 전신경화증의 발생에는 다양한 종류의 세포와 물질이 상호작용하여 다양한 임상양상이 나타나는 것으로 생각된다. 전신경화증은 2장에서 설명한 국소피부경화증과는 별개의 질환으로 국소피부경화증이 있는 환자가 나중에 전신경화증의 증상을 보이게 되는 경우는 없다고 생각된다. 또한 전신경화증 환자에서는 피부경화 증상 보다 먼저 혈관에 병이 발생한다고 생각되고 있다. 그 예로 피부경화 증상에 앞서 레이노 현상과 같은 혈관의 이상 반응이 보이기 때문이다. 그러나 아직까지 이 병의 원인이 무엇인지 알지 못하며, 이 병의 발생이나 병의 진행을 예방하거나, 억제할 수 있는 확실한 치료방법이 없는 실정이다. 그러나 환자의 병의 상태와 증상에 따라 적절한 치료를 함으로써 환자의 상태를 더 좋게 하는 치료방법들이 시도되고 있다.

1. 발생빈도 및 유병률

전신경화증은 전 세계에 분포하는 질환으로 모든 인종에서 발생하며, 후천적으로 발생한다. 미국에서의 발생빈도는 매년 인구 백만명 당 10~20명 정도로 알려져 있고, 우리나라에서는 아직 몇 명의 새로운 환자가 매년 새로 발행하는지 알려진 바가 없다. 대체로 미국에서는 인구 만명 당 한 명 정도로 이 병을 앓고 있다고 생각되며, 미국에 비해서 영국이나 호주, 일본의 연구에서는 약간 그 빈도가 낮은 것으로 생각된다. 성별에 따라 병의 발생에 차이가 있는데 여성에서 더 흔하며 , 여자에서 남자에 비하여 2 ~ 5배 많이 발생한다. 서울대학교병원에 방문한 전신경화증 환자들을 조사한 바에 의하면 남자가 10.9%, 여자가 89.1%로 여자가 월등히 많은 것을 알 수 있다. 특히 15세에서 40세 사이에서는 여자의 발생 비율이 특히 높으며, 폐경 이후에는 여자에서의 발생 정도가 감소한다고 알려져 있다. 가장 많이 발생하는 연령은 30~50세이다.

2. 발생원인

질환의 발병과 관련해서는 아래에 설명하고 있는 유전적 요인과 환경적 요인이 복합적으로 작용할 것으로 생각된다.

유전적 요인 전신경화증은 멘델의 유전법칙에 따라 유전되는 유전병은 아니고, 일란성이나 이란성 쌍둥이에서도 질환이 동시에 발생하는 확률은 낮다. 하지만 전신경화증 환자의 1.6%는 부모, 형제, 자식 등 가족 중에 전신경화증 환자가 있다. 또한 가족 중에 전신경화증 환자가 있는 경우에는 그렇지 않은 경우와 비교해 이 질환이 다른 가족에게 발생할 위험이 13배 정도 증가하게 된다고 알려져 있다.

환경적 요인 앞서 말한 바와 같이 쌍둥이가 동시에 발병하는 경우가 적은 것을 보면 아마도 환경적 요인이 질환 발생에 중요한 역할을 할 것이라고 짐작할 수 있다. 이중에는 바이러스 등 미생물에 감염되거나, 또는 주위 환경이나 직업적으로 화학물질이나 독소에 노출되는 경우, 그리고 다른 이유로 복용한 약물 등이 우리가 아직 잘 모르는 이유 때문에 전신경화증을 유발하는데 기여하는 것으로 의심하고 있다.

바이러스 중에는 인간거대세포바이러스(human cytomegalovirus, CMV)가 가장 많이 연구되었다. 전신경화증 환자 중 많은 경우에서 인간거대세포바이러스에 대한 항체를 가지고 있고, 전신경화증의 특징적인 자가항체인 topoisomerase I에 대한 자가항체는 인간 인간거대세포바이러스에 의해서 생산되는 단백질과 결합할 수 있다. 이는 인간거대세포바이러스에 감염된 후 우리 인체에서는 인간거대세포바이러스에 대한 항체를 생산하게 되는데, 균을 죽이기 위하여 생산된 항체가 아이러니하게도 균과 유사한 단백질을 가진 우리 몸의 세포나 조직을 마치 균인 것처럼 잘못 인식하여 반응함으로써 그 세포나 조직을 죽이거나 손상을 초래하고, 그 결과 자가면역질환인 전신경화증을 유발하는데 기여할 것으로 추정하는 것이다. 실험적으로 인간거대세포바이러스에 대한 항체는 혈관의 안쪽을 둘러싸고 있는 혈관내피세포의 세포사멸을 일으키고, 피부섬유화를 일으키는 섬유아세포를 활성화시키는 등 전신경화증의 발병기전 중 혈관과 섬유화와 관련된 중요한 특징을 유발할 수 있다. 따라서 인간거대세포바이러스를 비롯한 아직 밝혀지지 않은 어떤 균에 대한 항체가 우리 몸의 조직을 구성하는 단백질과 잘못 결합하여 전신경화증과 같은 자가면역질환을 일으킬 가능성이 있다.

또한 직업적으로 광부와 같이 규소(silica)에 많이 노출되는 경우에 전신경화증의 발생이 증가한다는 주장이 있다. 이외에도 몇 가지 화학물질(polyvinyl chloride, epoxy resins, toluene, trichloroethylene) 등에 직업적으로 노출될 경우 전신경화증이 유발될 수 있다는 주장이 있으나 확실하지는 않다. 약물에 의해서도 전신경화증과 유사한 질환이 발생할 수 있는데 이러한 약물로는 항암제인 블레오마이신(bleomycin), 마약성 진통제인 펜타조신(pentazocine), 코카인(cocaine) 등이 있다.

3. 발병기전

전신경화증의 정확한 발병기전은 알려져 있지 않지만, 우리 몸에 존재하는 여러 세포가 자극을 받은 후에 세포가 분비한 물질들이 상호작용하여 전신경화증의 임상양상을 나타낸다고 생각하고 있다. 전신경화증 발생에는 세 가지 중요한 측면이 있는데, 첫째로는 혈관에 손상이 일어나는 혈관병증 (vasculopathy)의 소견이 중요하며, 두 번째로는 자가면역에 의한 염증반응 소견이 중요하고, 세 번째로는 여러 장기에서 관찰되는 섬유화 소견이 중요하다. 즉 병이 발생하는 첫 단계는 혈관의 손상이며, 그 결과로 레이노 현상이 다른 피부경화 증상이나 내부장기 증상이 생기기 전에 생기게 된다. 그 후에 이러한 과정이 증폭되는 자가면역성 염증반응이 심해지고, 그 결과 조직의 손상과 섬유화가 진행된다고 이해하고 있다.

혈관병증 (Vasculopathy)

혈관의 병변은 전신경화증에서 매우 광범위하게 발생하며 중요한 임상적인 의미를 가지고 있다. 모든 전신경화증 환자에서 관찰되는 혈관병증으로 레이노 현상을 들 수 있다. 레이노 현상은 전신경화증의 가장 초기증상으로서 추위에 대해서 혈관이 과도하게 반응하는 것을 말한다. 전신경화증의 초기증상으로 발생한 레이노 현상은 점차로 혈관 안쪽 벽을 둘러싸고 있는 내피세포에 손상을 초래하여 혈관의 모양과 기능에 이상을 초래하게 된다. 정상적으로 내피세포는 혈관을 확장 혹은 수축시키는 물질을 생산하여 혈관의 항상성을 유지하게 된다. 그러나 전신경화증에서는 혈관벽의 손상으로 인하여 혈관벽의 투과성이 증가하게 된다. 즉 혈관벽의 내피세포 사이가 넓어져 그 사이를 통과하는 백혈구가 증가하게 된다. 또한 혈관벽이 손상되면 그 부위에 혈액이 응고되고, 혈소판이 모여들게 된다. 이러한 혈관병증은 모세혈관이외에도 소동맥, 심지어는 큰 혈관까지 침범하게 된다. 혈관벽의 근육세포가 혈관 내에서 증식하고 기저막이 두꺼워지며 혈관 주위에도 섬유화가 발생한다. 이러한 변화에 의해 점진적으로 혈관이 좁아지게 되어, 말기 환자의 손이나 신장에 분포하는 혈관을 혈관조영술로 촬영해보면 혈관이 막히거나 거의 없어진 것을 관찰할 수 있다. 이처럼 혈관이 막히거나 폐쇄되는 것은 레이노 현상의 원인이며, 신장질환, 폐동맥 고혈압 등의 원인이 된다.

또한 전신경화증에서는 혈관이 손상된 곳에 다시 정상적인 혈류를 공급하기 위하여 혈관을 재생시키는 과정에도 이상이 있다. 그래서 혈관이 막히거나 혈관이 손상되어도 정상적인 재생과정을 거쳐 혈관을 회복시키거나 대치하지 못하는 것이 전신경화증의 특징이다.

자가면역 기전

전신경화증의 발생 초기단계에서는 활성화된 T림프구와 단핵구, 대식세포 등의 염증세포가 피부, 폐 등의 장기에 침착한다. 전신경화증에서 T림프구를 비롯한 염증세포를 활성화시키며, 피부, 폐 등의 장기에 모이게 하는 원인은 아직 확인되지 않고 있다. 활성화된 T림프구와 대식세포 등의 염증세포들은 여러 가지 물질을 세포 밖으로 분비하게 된다. 세포들이 분비하는 물질들을 싸이토카인 (cytokine)이라고 한다. 이들 싸이토카인들은 그 종류와 기능이 매우 다양하며, 중요한 역할을 한다. 이들 싸이토카인 중에는 섬유아세포에서 콜라겐의 합성을 증가시키는 기능이 있는 것들이 많다. 콜라겐을 비롯한 기질단백질의 합성을 유도하는 대표적인 싸이토카인이 전환성장인자-베타 (TGF-β)이다. 활성화된 염증세포들은 TGF-β를 분비하여 콜라겐을 비롯한 기질 단백질의 합성을 증가시키게 된다. 그 결과 여러 장기에 섬유화가 유발된다. TGF-β는 또한 다른 사이토카인의 생산을 유도하여 콜라겐을 합성하는 섬유아세포를 활성화시킨다.

전신경화증 환자의 혈액 내에서 순환하는 자가항체는 사실상 모든 전신경화증을 앓는 환자에서 관찰된다. 정상적으로 우리 인체는 자기 몸을 구성하는 단백질에 대해서는 항체를 만들어서는 안된다. 즉, 우리 몸의 면역기능은 외부의 균이나 물질에 대해서만 항체를 만들어 우리 몸을 보호하도록 되어 있다. 따라서 우리 몸을 구성하는 세포나 물질에 반응하는 자가항체가 우리 몸속에 발생하는 것은 우리 몸의 정상적인 면역기능에 이상이 생겼다는 것을 의미하며, 이러한 면역기능의 이상에 의해 발생하는 질환을 자가면역질환이라고 한다.

그러면 왜 자가항체가 생길까? 자기 몸을 구성하는 단백질에 대한 자가항체가 생기는 이유에 대해서는 다양한 가설이 있다. 한 가지 가설은 전신경화증 환자에서 정상적으로 존재하는 단백질이 아직은 확실하지 않은 이유에 의해 변질되어서 우리 몸의 면역체계가 새로운 물질로 인식하게 되고, 자가항체를 생산하게 된다는 것이다. 예를 들면, 세포가 분비하는 분해효소가 체내의 단백질을 분해하는 과정에서 분해 산물로 새로운 조각을 만들어내어 그것에 대한 자가항체를 만들게 된다는 것이다. 다른 가설로는 바이러스 등의 균이 우연히도 우리 몸을 구성하는 단백질과 매우 유사하여, 균에 대한 항체가 우리 몸을 구성하는 단백질과 반응하여 조직의 손상을 발생시키고, 그 결과 병이 발생하게 된다는 가설이다.

전신경화증 환자에서 발견되는 자가항체는 전신경화증에 매우 특이적이며, 각 환자에서 질환의 임상 형태에 따라 나타나는 종류가 다르다. 또한 자가항체의 농도는 질환의 심한 정도와 어느 정도 상관관계가 있어서, 질환의 활동도에 따라 어느 정도는 변동된다. 전신경화증의 특이적 자가항체 중 일부는 세포분열과 관련된 단백질 (topoisomerase I, centromere, RNA polymerase)에 대한 항체이고, 나머지 항체들은 세포표면에 존재하거나 세포에서 분비되는 단백질에 대한 항체들이다. 전신경화증 환자에서 발견되는 몇몇 자가 항체들은 섬유아세포와 혈관의 내피세포에 직접 결합하여 세포에 영향을 미치거나 세포에 손상을 입혀 병을 유발할 수 있음이 증명되고 있다. 또한 자가항체들이 휘브릴린(fibrillin)-1이란 기질 단백질과 결합하거나, 기질을 분해하는 기질 금속단백분해효소(matrix metalloproteinase, MMP)에 결합하여 효소의 기능에 이상을 초래하여 기질의 분해를 방해할 가능성이 알려지고 있다. 이처럼 자가항체는 자신의 몸을 공격하는 항체이며, 아직은 왜 자가항체가 생기는지 그 원인은 확실하지 않으며, 자가면역질환을 유발하는 원인이라고 생각되고 있다.

섬유화 기전

피부를 비롯한 우리 몸 내부의 여러 장기에 섬유화가 발생하는 것이 전신경화증의 두드러진 특징으로 다른 자가면역질환과 구별되는 점이다. 위에서 설명한 것처럼 섬유화는 자가면역반응과 혈관손상에 의한 결과로 발생하는 것으로 생각되고 있다. 정상조직에 콜라겐의 합성이 증가하여 점차 밀도가 높은 섬유조직으로 변화하게 되는 것이다. 정상적으로 섬유아세포는 각종 장기의 결체조직을 적절한 수준으로 유지하게 하여 기능적, 형태적으로 항상성을 유지하고 있다. 즉 가장 알맞은 수준의 콜라겐을 비롯한 기질단백질의 양을 유지시킴으로써 우리 몸의 피부, 폐, 신장 등의 장기들이 최상의 기능을 하도록 하고 있다. 그러나 이들 장기에 섬유화가 심하게 오게 되면 피부경화, 폐질환, 신장질환, 위장관질환을 초래하게 된다.

전신경화증에서 배양한 섬유아세포는 정상적인 섬유아세포에 비해서 콜라겐의 생산이 증가되어 있다. 또한 다양한 세포외 기질단백질의 합성도 증가되어 있다. 이러한 세포의 특징은 실험실에서 섬유아세포를 오랜 시간 계대배양을 하여도 지속된다. 왜 전신경화증 환자의 섬유아세포가 지속적으로 콜라겐을 많이 생산하는지에 대하여는 잘 알려져 있지 않다. 최근의 연구결과에 따르면 TGF-β 라는 싸이토카인의 작용을 억제하면 전신경화증의 섬유아세포에서의 콜라겐합성이 정상화된다는 것을 밝혀냄으로서, TGF-β가 환자의 섬유아세포에서 지속적으로 콜라겐합성을 증가시키고, 세포를 활성화시키는데 중요하다는 것이 밝혀졌다. 또한 환자의 섬유아세포에서는 TGF-β의 분비가 증가되어 있으며, 또한 TGF-β가 결합하는 수용체의 발현도 증가되어 있어서, 결과적으로 TGF-β에 항상 더 많이 노출하고 있는 상태라고 할 수 있다. 종합적으로 자기 또는 인접한 섬유아세포에서 TGF-β가 분비되고 이것이 세포에 작용하여 전신경화증의 섬유화 반응을 진행시키는데 중요한 역할을 하게 된다.

4. 조직병리 소견

혈관의 이상 전신경화증의 조직을 현미경으로 관찰하면 작은 혈관이 막혀 있는 소견이 관찰된다. 이런 소견을 전문용어로는 폐쇄성 혈관병증 (obliterative vasculopathy)이라고 한다. 비교적 초기의 환자들은 많은 장기에서 혈관 주변에 염증세포가 모여 있는 것이 관찰되지만 진행된 경우는 염증은 없고 폐쇄성 혈관 병증과 조직의 섬유화가 나타난다. 혈관의 병변은 작은 크기의 동맥과 중간 크기의 동맥 혈관의 안쪽을 둘러싸고 있는 내피세포가 증식하여 혈관 안쪽으로 자라나오고 그로 인해 혈관이 좁아진다. 가장 크게 영향을 받는 장기는 심장, 폐, 신장, 위장관이다.

내부 장기의 섬유화

전신경화증의 섬유화는 피부, 폐, 위장관, 심장, 힘줄집, 근육다발의 주위조직, 갑상선 등에 나타난다. 전신경화증에서 보이는 섬유화는 콜라겐이 증가하며 그 밖에 화이브로넥틴 (fibronectin), 프로테오글라이칸 (proteoglycan) 등의 물질이 증가하기 때문에 발생한다. 이들은 정상적인 조직을 점차 대체하며 장기를 손상시키고 기능적인 문제를 일으킨다.

각 장기별로 보면 먼저 **피부**에서는 염증세포들이 혈관 주위에 모이며, 그 후에 섬유화가 발생하고 모낭, 땀샘 등이 사라지고 진피가 두꺼워지며, 지방층이 점점 진피로 변하게 된다. 콜라겐은 주로 진피에 쌓이며, 인접한 지방조직까지 침범한다. 표피는 오히려 위축되어 얇아지게 된다.

위장관에서도 입부터 직장까지 어느 곳에서나 섬유화의 변화가 발견될 수 있다. 식도의 상부 1/3은 골격근육으로 이루어져서 비교적 잘 유지되지만 평활근으로 이루어진 식도하부는 섬유화가 잘 일어나고 혈관이 막히는 특징적인 혈관병증 및 근육의 위축도 관찰된다. 이러한 변화에 의해 식도운동에 이상이 생겨 만성적인 위-식도 역류가 발생하면 위산이 식도를 손상시키게 된다. 그 결과 식도에 염증, 궤양, 협착 등이 생기고, 식도점막이 위점막으로 바뀌는 현상 (바렛식도)을 유발할 수도 있다. 소장이나 대장 등에서도 정상적인 위장관의 조직이 섬유화가 되어 장의 연동운동이 불규칙적으로 변하고, 드물게 소장의 폐쇄를 일으키기도 한다.

폐에서는 초기에 T림프구, 대식세포, 호산구 등의 염증세포들이 폐조직에서 부분적으로 보이고, 질환이 진행할수록 폐조직의 섬유화가 진행되며 혈관의 손상이 나타난다. 폐에서 공기와 혈관사이의 벽이 점차로 두꺼워져서 공기가 드나드는 공간이 감소하게 된다. 섬유화가 진행되면 될수록 폐의 탄성이 저하되며, 폐혈관도 감소한다. 결과적으로는 섬유화 현상은 폐에서 일어나고 있는 산소와 이산화탄소의 정상적인 교환을 방해하여 호흡곤란을 초래하게 된다.

심장도 자주 침범된다. 심장근육 및 심장을 둘러싸고 있는 심장막에 변화가 온다. 특징적으로 심장동맥혈관의 안쪽을 둘러싸고 있는 내피세포가 증식하여 동맥의 직경이 좁아지게 된다. 또한 국소적으로 심장근육에 섬유화가 생긴다. 심장근육을 박동하게 하는 전기 전도계를 침범하면 심장박동에 이상이 생기는 부정맥을 일으킬 수 있다.

신장에서도 동맥이 좁아져서 혈액공급 이상이 발생하며, 만성적으로 신장에 혈액공급이 저하되면 신장조직에 손상을 초래하게 된다. 역시 신장동맥의 혈관내피세포가 증식하여 동맥의 직경이 좁아지게 되기 때문이다.

근골격계에서는 관절의 경우 초기에 관절염의 증상을 보이며, 점차 관절의 안쪽에 있는 윤활막에 섬유화가 진행된다. 힘줄막이나 근막에도 섬유화가 진행되어서 관절을 움직이면 마찰감이 느껴지기도 한다. 근육에도 근육염이 생기며 그 결과 근육에 섬유화가 흔히 발생한다.

5. 전신경화증의 임상 양상

전신경화증 환자에서 두 가지 꼭 관찰되는 증상이 있다. 이 두 가지 증상이 관찰되지 않으면 전신경화증으로 진단할 수 없다고 생각한다. 첫 번째 꼭 있어야 하는 증상은 차가운데 노출되면 손끝이 창백해지는 레이노 현상이며, 두 번째로 꼭 있어야 하는 증상은 손가락부터 피부가 딱딱해지는 말단경화증 (acrosclerosis) 증상이다. 이 두 가지 증상이 없으면 전신에 넓은 피부가 딱딱해지더라도 전신경화증으로 진단하기 보다는 국소피부경화증이거나 피부가 딱딱해 지는 다른 종류의 피부병이 아닐까 생각해 보아야 한다.

일단 전신경화증으로 진단이 되면 여러 증상들이 나타나는 차이에 따라 '제한형 전신경화증'과 '미만형 전신경화증'의 두 가지 형태로 분류할 수 있다. 임상적으로 이 두 가지 형태를 구별하는 것은 매우 중요하다. 그 이유는 두 가지 형태 사이에 병의 심한 정도가 매우 다르며, 환자의 예후에도 큰 차이를 보이기 때문이다. 서울대학교병원에 방문한 전신경화증 환자들을 조사한 바에 의하면 그 발생빈도는 제한형이 56.1%, 미만형은 43.9% 정도로 제한형이 약간 많은 정도이다.

레이노 증상과 말단경화증의 소견이 있는 전신경화증 환자는 다음 두 가지 형태 중에서 어디에 속하는지부터 확인해야 한다.

제한형 전신경화증

"제한형"이란 말은 제한적으로 병이 발생하였다는 의미이고, 앞으로 환자의 상태도 비교적 좋을 것이라는 의미를 포함하고 있다.

미만형 전신경화증

"미만형"이란 말은 전체적으로 병이 발생하였다는 의미이고, 환자의 예후도 제한형에 속하는 전신경화증에 비하여 좋지 않을 것이라는 의미를 포함하고 있다.

전신경화증의 두 가지 형태의 구별

그러면 제한형과 미만형의 두 가지 형태를 어떻게 구별할 수 있을까? "제한형"은 일반적으로 환자의 상태와 앞으로의 환자의 예후가 미만형의 경우보다 좋다. 먼저 전신경화증 환자가 의사를 찾아 왔을 때, 의사는 진단과 동시에 제한형인지, 미만형인지를 구별해야 한다. 제한형일 경우에는 의사도 환자도 여유를 가지고 치료를 할 수 있으며, 미만형인 경우에는 환자와 의사가 더 열심히 관심을 가지고 치료에 임하여야 한다. 그러면 이 두 가지 형태를 어떻게 구별할 것인가?

앞에서 모든 전신경화증 환자는 찬 온도에 노출하였을 때 발생하는 레이노 증상이 생긴다고 하였다. 그리고 손가락부터 피부가 굳는 말단경화증이 발생한다. 항상 레이노 증상이 먼저 생기고 일정 기간이 경과한 후에 말단경화증이 생기는데, 레이노 증상이 생긴 후 1년도 안되어서 손가락의 피부가 굳기 시작하면 미만형일 가능성이 높다. 제한형인 경우에는 수년에서 길게는 십년이 넘어서 비로소 말단경화증이 발생하는 경우가 보통이다. 즉 환자에게 두 가지 증상이 생기는 순서와 서로의 발생 간격을 물어보면 된다.

또 하나의 구별점은 피부가 굳는 부위가 다르다는 것이다. 제한형의 경우에는 손가락부터 굳기 시작한 피부가 손, 아래팔까지만 올라온다. 제한형의 경우에는 여기까지인 경우가 일반적이다. 만약 가슴, 배, 등 부위와 같은 몸통의 피부와 위팔,

넓적다리의 피부까지 딱딱하게 굳는다면 미만형에 속한다고 할 수 있다. 또한 피부가 딱딱해지는 속도에서도 차이가 난다. 제한형의 경우에는 천천히 퍼지지만, 미만형의 경우에는 제한형보다 빠른 속도로 몸통 피부까지 딱딱하게 굳게 된다. 얼굴은 제한형과 미만형에서 모두 굳어질 수 있다.

피검사를 통하여도 두 형태를 구별할 수 있는 힌트를 얻을 수 있다. 전신경화증 환자의 혈청 내에는 여러 종류의 자가 항체가 만들어져 돌아다닌다. 자가 항체가 왜 만들어지는지, 그리고 자가 항체가 정말로 병을 일으키는 원인인지, 아니면 병이 생기고 난 후에 이차적으로 생긴 결과인지는 아직 확실하지는 않다. 그러나 제한형 환자에서는 중심체 (centromere)에 대한 자가 항체가 발견되는 경우가 많으며, 그 빈도는 제한형 환자의 약 70~80% 정도에서 발견된다. 반면에 미만형 환자에서는 항-Scl-70 항체라고 불리우는 자가 항체가 발견되며, 그 빈도는 미만형 환자의 약 30% 정도가 된다. 따라서 환자가 병원에 오면 이 두 가지 항체가 환자 혈액내에 존재하는지를 피를 뽑아 검사해 볼 필요가 있다.

CREST 증후군

CREST 증후군은 전신경화증에 속하는 환자 중에 특별히 몇가지 증상들이 잘 관찰되는 환자들이 속하는 군이다. CREST 증후군에 속하는 환자는 제한형에 속하는 전신경화증 환자이다. 즉 CREST 증후군 환자들은 제한형에 속하기 때문에 내부 장기를 침범하여 생기는 증상이 덜 하고, 예후도 미만형의 전신경화증 보다 좋은 경우가 많다.

CREST는 무슨 뜻일까? CREST는 어떤 뜻을 가진 단어가 아니라 환자에서 나타나는 증상들의 첫 자를 따서 만든 합성어이다. 즉 "C"는 Calcinosis cutis (칼슘침착)의 첫 글자인 "C"를 딴 것이다. "R"은 Raynaud (레이노) 현상, "E"는 Esophageal dysmotility (식도 운동 이상), "S"는 Sclerodactyly (손가락 경화증, 말단경화증), "T"는 telangiectasia (모세혈관확장증)의 첫 글자를 따서 만든 것이다.

CREST 증후군 환자들은 피부에 칼슘침착증이 자주 관찰되며, 추운데 나가면 손끝이 창백해지고, 때로는 푸르죽죽하게 변하는 레이노 현상이 관찰되는데, 레이노 현상은 전신경화증에서는 반드시 관찰되는 증상이라는 것을 설명드린 바 있다. CREST 증후군 환자들은 내부 장기 중에서도 식도에 콜라겐 침착이 많아져 음식을 삼키기 어렵고, 위산이 역류되는 등의 증상이 생긴다. 또한 전신경화증은 손가락이 굳는 증상으로부터 시작되기 때문에 손가락의 경화 현상은 당연한 증상이며, 피부의 여러 군데에 모세혈관이 확장되어 붉은색의 혈관들이 관찰된다.

(1) 레이노 현상

전신경화증 환자의 손가락과 손은 항상 차가운 경향이 있으며, 겨울철과 같이 기온이 내려가거나, 찬 물에 손을 넣거나, 찬 물건을 만지거나 할 때 손이 더 차게 되면서, 손가락 끝 혈관이 수축하여 피부가 창백하게 변하고, 심한 경우 아픔을 느끼기도 한다. 때로는 손 전체가 창백해지기도 한다. 어떤 환자에서는 창백해지기 보다는 피부가 푸르죽죽하게 변하기도 한다. 그러다가 더운 곳에 들어가면 혈관의 수축이 풀리면서 손끝이 화끈거리면서 붉어지게 된다. 이와 같이 찬 곳에서 혈관이 과도하게 수축하여 혈액순환이 안 되어 피부가 창백해지는 현상을 레이노 현상이라고 한다 (그림 40).

레이노 현상은 손가락의 작은 혈관들이 추위에 노출되면 혈관수축을 일으켜서 혈액공급이 차단되어 발생한다. 추위에 노출된 직후에는 혈관수축으로 인해 처음에 손가락이 창백하게 된다. 계속적으로 추위에 노출하게 되면 혈관수축이 지속되면서 산소가 결핍되어 피부색이 파랗게 변하게 된다. 그 후에 더운 곳에 들어가거나, 손을 따뜻하게 하면 혈관이 확장되어 혈액이 공급되어 손가락이 다시 붉어지게 되고, 화끈거리게 되는 증상이 차례로 발생한다. 레이노 현상은 대개 추위에 노출된 후에 발생하며, 일상생활에서는 찬물에 노출되거나, 찬 공기에 노출된 후에 나타나면 진단할 수 있다. 그러나 위에 설명

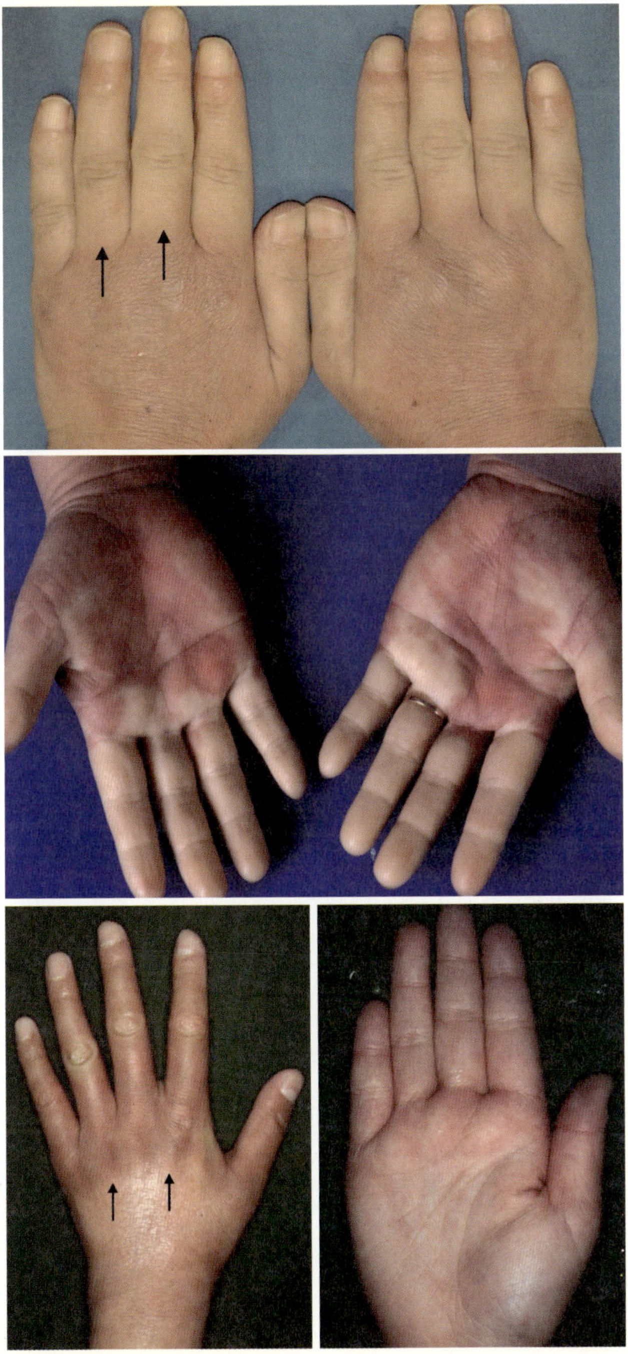

그림 40. 레이노 현상 : 찬 온도에 노출될 경우 전신경화증 환자의 손은 창백하게 되거나 푸르죽죽하게 변한다. 다시 따뜻한 곳에 들어가게 되면 손에 혈액이 다시 공급되면서 손에 열이 나면서 붉게 변한다. 온도 변화에 의하여 명확한 경계를 만들면서 손끝의 색깔이 변한 것을 확인할 수 있다. 레이노 현상은 전신경화증 환자에게서 항상 관찰되는 증상으로서 이 증상이 없으면 전신경화증일 가능성은 없으며, 국소피부경화증을 생각한다.

한 손가락이 창백해지는 현상, 혈액의 산소 양이 부족하여 피부가 파랗게 변하는 청색증 현상, 그리고 나중에 혈관이 확장된 후에 혈액양이 많아져서 피부가 붉게 변하는 발적 현상 등의 세 가지의 현상들이 모두 반드시 나타나는 것은 아니다. 발적현상은 가장 드물게 나타난다. 진단은 환자에게 추위에 노출되면 상기 증상이 나타나는지 질문을 통하여 알 수 있으며, 굳이 환자의 손을 찬물에 담구는 등의 유발검사를 시행할 필요는 없다.

정상인에서 차가운 데 노출되면 말초 혈관이 수축되는 것은 당연한 생리현상이다. 그러나 전신경화증 환자에서는 정상인에 비하여 찬 온도에 대한 혈관 반응이 너무 예민해져 있는 것이다. 전신경화증에서 온도가 낮을 때 혈관이 과민하게 수축하게 되는 원인은 아직 밝혀져 있지 않다. 모든 전신경화증 환자가 레이노 현상을 가지고 있는 것을 보면, 혈관에 아직까지 밝혀지지 않은 어떤 이상이 있을 가능성이 높다. 이처럼 혈관의 이상이 전신경화증의 첫 유발 원인이며, 그 혈관 이상에 의하여 이차적으로 피부가 딱딱해지는 경화 현상이 발생할 가능성이 많으나 아직까지 정확히 그 과정을 이해하지 못하고 있는 실정이다.

레이노 현상은 전신경화증이 없는 건강한 일반사람들도 약 5~10%의 빈도로 경험하는 증상이다. 레이노 현상이 있는 사람에서 동반된 다른 병이 없는 경우를 일차성 레이노 병이라고 한다. 이런 경우의 레이노 병은 전신경화증에서 관찰되는 레이노 현상과는 달리 조직손상을 유발하지 않고, 손가락의 궤양이나 괴사가 발생하지도 않는다. 그러나 전신경화증에 의한 이차성 레이노 현상은 조직의 손상을 초래한다.

전신경화증 환자에서는 추위로 인한 혈관수축이외에도 기본적으로 혈관의 직경이 혈관의 이상으로 인하여 평소에도 좁아져 있다. 그 결과 만성적으로 혈액공급이 저하되기 때문에 손가락 끝 조직에 산소와 영양공급이 부족해지고 조직에 손상을 받게 된다. 그 결과 궤양이나 괴사가 생기게 된다. 궤양 등의 손상은 치유가 되며, 다시 추위에 노출되면 손상과 치유가 반복되면서 조금씩 손가락이 점차 짧아지게 된다. 좀 더 심하게 혈관이 좁아져 혈액공급이 항상 줄어있는 상태가 되면, 손가락 끝부분 조직이 외부 자극에 의해 쉽게 손상을 받아 상처가 생기며, 상처가 잘 아물지 않고 흉이 생기게 된다. 더욱더 허혈이 심해지면 손가락 끝이 저절로 허는 궤양이나 검은색으로 살이 썩는 괴사가 올 수 있다. 손가락 끝의 궤양은 거의 허혈로 인해서 자발적으로 발생하는 반면, 손가락 관절의 위쪽 부위에 발생하는 궤양은 대개 허혈 및 작은 외상이 반복되어 발생하는 것이다.

레이노 현상은 대개 전신경화증에서 첫 번째로 나타나는 증상이며, 피부가 굳고 딱딱해지는 증상에 비해 수개월에서 수년 먼저 발생한다고 설명하였다. 다른 증상이 없이 레이노 현상만 있는 환자의 경우 전신경화증으로 진단하기 어려울 때가 많으며, 경미한 손가락의 피부경화증, 위식도 역류 등 다른 초기의 증상이 있어도 환자들이 이를 모르고 지나쳐서 진단이 늦어지기도 한다. 레이노 현상이 있는 환자에서 혈액검사를 시행하여 이상이 있는 경우에는 자가면역질환이 있는 것을 시사하므로 이때는 좀 더 자세한 검사를 시행해야 한다.

(2) 피부경화 증상

전신경화증의 가장 큰 특징은 피부가 딱딱해지는 피부경화 현상이다. 전신경화증을 제한형과 미만형으로 나누는 것은 예후를 예측하는데 있어서 매우 중요하기 때문에 임상적으로 이 둘을 잘 구분할 수 있어야 한다.

제한형은 피부경화가 손가락에서부터 시작하여 팔꿈치까지 진행하며, 그리고 얼굴 피부가 딱딱해지는 증상이 관찰된다. 간혹 무릎 아래쪽에 발생하기도 한다. 반면에, 미만형은 피부경화가 팔꿈치나 무릎을 넘어서 위팔과 허벅지까지 침범한 것을 말한다. 앞가슴이나 배, 등 부위의 몸통을 침범하는 경우는 당연히 미만형이다. 얼굴은 제한형 및 미만형에서 둘다 침범하므로 두 가지를 구분하는데 도움이 되지 않는다.

제한형의 전신경화증은 특징적으로 레이노 현상이 처음 발생한 후에 레이노 현상만이 수년간 지속되다가 점차 다른 전신경화증의 증상과 징후가 발생한다. 역류성 식도염으로 인하여 종종 가슴이 쓰린 증상을 경험하게 된다. 손가락 피부의 경화가 초기에 발생하고, 손가락 끝에 궤양과 흉이 발생한다. 피부경화는 손등이나 팔까지 진행하게 된다. 후기에 이르러서 피부의 모세혈관이 늘어나는 모세혈관 확장증 등이 생긴다.

미만형에서는 피부의 딱딱해지는 피부경화 증상이 나타나는 속도가 빠르며 급속히 진행된다. 레이노 현상이 발생하고 나서 거의 동시에 또는 길어도 1년 이내에 피부가 딱딱해지는 변화가 관찰되며, 내부 장기에도 병이 발생한다. 피부경화는 발병 1~5년 사이에 급속히 진행하며, 전신 피부가 딱딱해질 수 있으며, 이후로는 안정화되게 된다. 어느 환자에서는 안정화된 후에 피부의 경화 증상이 저절로 점차 호전되기도 하지만 완전히 사라지는 경우는 거의 없다. 피부가 딱딱한 정도나 침범 범위 등 피부 증상의 심각도와 내장기관에서의 병의 발생 정도와 심각도 사이에 연관성이 꼭 있는 것은 아니다. 피부의 경화증상과 달리 폐와 심장, 위장관 등 내부 장기의 섬유화는 한번 생기면 좋아지지 않는다.

말단경화증 (Acrosclerosis)

전신경화증의 피부경화현상은 반드시 손가락부터 피부가 굳기 시작한다 (그림 41, 그림 42). 왜 손가락부터 굳기 시작할

까? 아직은 그 이유는 밝혀져 있지 않다. 손가락 피부는 딱딱해지지 않고 정상이면서, 몸의 다른 피부가 딱딱해져 있다면 전신경화증이 아니며, 국소피부경화증이거나 다른 피부질환일 것이다. 말단경화증은 대부분 열 손가락의 피부가 동시에 굳기 시작한다. 일단 손가락이 굳기 시작하면 손, 손등, 팔, 얼굴의 피부로 그 범위가 점점 올라오게 된다. 얼마나 빨리, 그리고 얼마나 넓은 부위가 굳게 되는지에 따라 병의 심한 정도가 결정되며 병의 예후도 달라지게 된다.

앞에서 말한 것처럼 전신경화증으로 진단하기 위하여는 레이노 현상과 말단경화증이 반드시 있어야 한다. 일반적으로 레이노 증상이 먼저 생긴다. 레이노 증상이 생기고 난 후에 말단경화증 증상이 생길 때까지의 시간은 환자에 따라서 매우 다양하다. 어떤 환자에서는 거의 동시에 생기기도 하며, 어떤 환자의 경우에서는 몇 달의 간격을 두고 생기며, 어떤 환자의 경우에는 레이노 증상이 생기고 수년이 경과한 후에 손가락 피부부터 굳는 증상이 생기게 된다. 레이노 증상이 생기고 얼마나 빨리 말단경화증 증상이 발생하는지는 상당히 중요하다. 말단경화증 증상이 레이노 증상이 생기고 1년 이내에 발생하는 경우에는 내부 장기의 침범도 심할 가능성이 높고, 피부가 굳어지는 범위도 넓어져서 환자의 예후가 나쁠 가능성이 높다. 두 증상의 간격이 1년 이하로 짧은 경우는 대부분 미만형 전신경화증 환자에 속한다. 반면에 두 증상 사이의 기간

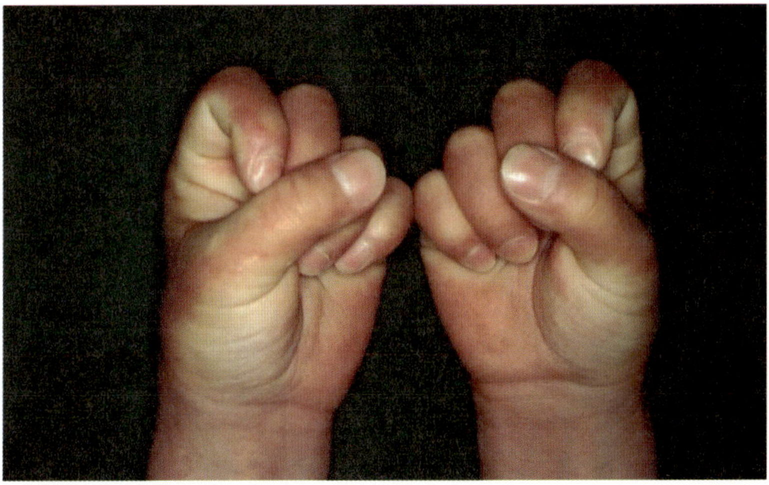

그림 41. 말단경화증 : 전신경화증 환자에서 처음으로 피부가 굳기 시작하는 부위는 손가락이다. 환자는 왠지 손을 꽉 잡을 수 없다는 것을 느끼게 되는데, 이것이 말단경화증의 초기 증상이다. 손가락 피부가 굳게 되고, 점점 뾰족하게 변한다. 찬 온도에 노출될 경우 전신경화증 환자에서는 레이노 현상이 생긴다.

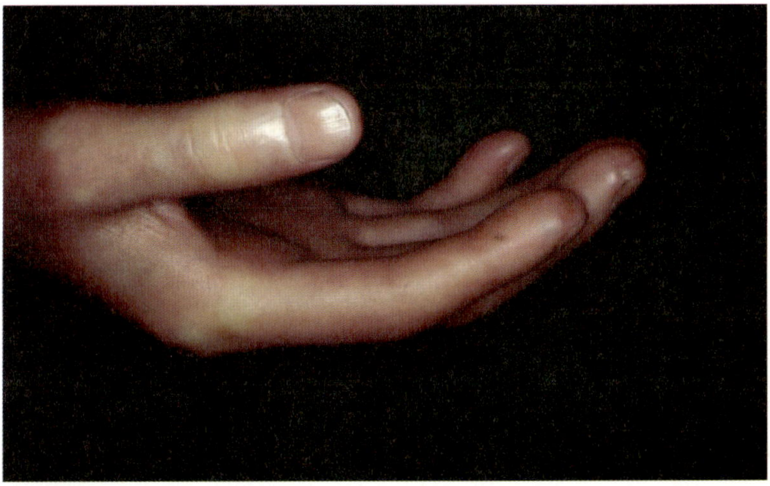

그림 42. 말단경화증 : 말단경화증이 발생한지 상당한 시일이 경과한 환자의 손가락 사진이다. 손가락이 뾰족해지고, 매우 딱딱한 피부 때문에 손가락을 굽히기 힘들어지고, 결국에는 손가락 관절의 운동 범위가 점점 줄어들게 된다. 전신경화증은 예외 없이 손가락 피부가 굳기 시작하는 말단경화증으로 병이 시작한다.

이 길면 길수록 예후가 좋은 경향이 있다. 즉 두 증상의 간격이 수년 내지 십 수년 이상인 경우는 제한형 전신경화증 환자들이다.

피부경화 증상의 특징

전신경화증에서의 피부 증상은 피부가 굳고, 딱딱해지는 것이다. 처음에는 손가락이 붓고, 손을 쥐기 힘든 증상으로 시작하며, 손가락 피부가 굳기 시작한다. 즉 말단경화증이 제일 먼저 관찰된다.

그 다음 손, 손목, 팔뚝의 피부가 굳는다 (그림 43, 그림 44). 처음에는 피부의 감각이 둔해지는 것처럼 느끼게 되며, 피부가 조금씩 굳어지다가 증상이 심해지면, 나중에는 나무를 만지는 것과 같이 딱딱하게 된다. 손가락에서 시작된 피부가 굳는 증상은 팔을 타고 올라와서 어깨까지 굳게 되며 동시에 얼굴 피부도 굳게 된다. 피부가 손에서부터 굳기 시작하여 얼굴까지 굳게 되는 시간도 어떤 환자는 거의 동시에 발생되기도 하지만, 어떤 환자에서는 몇 달 또는 몇 년에 걸쳐 천천히 일어나기도 한다. 천천히 일어날수록 병의 예후가 좋다. 제한형의 경우에는 매우 천천히 번지게 되지만, 미만형인 경우는 거의 동시에 또는 매우 빠른 시일 내에 번지게 된다.

팔과 얼굴의 피부가 굳는 정도는 다양하며, 피부 아래 조직

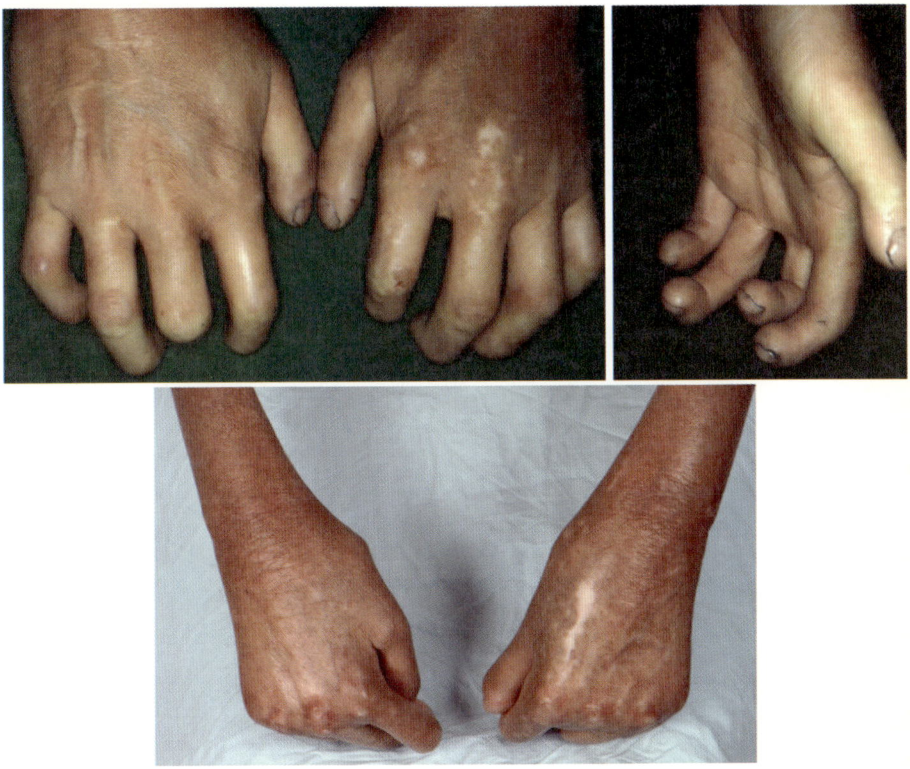

그림 43. 전신경화증 : 말단경화증으로 시작한 피부가 딱딱해지는 증상은 점점 심해져 손가락을 움직이지 못하도록 변형시킬 수 있다. 따라서 물리치료를 열심히 하여 관절이 굳지 않도록 노력해야 한다. 손등의 피부도 굳어지며 손목 관절 주위 피부가 침범되면, 손목의 움직임도 제한을 받게 된다. 이렇게 되면 물건을 잡기도 어려워지며 일상생활에 불편을 느끼게 된다.

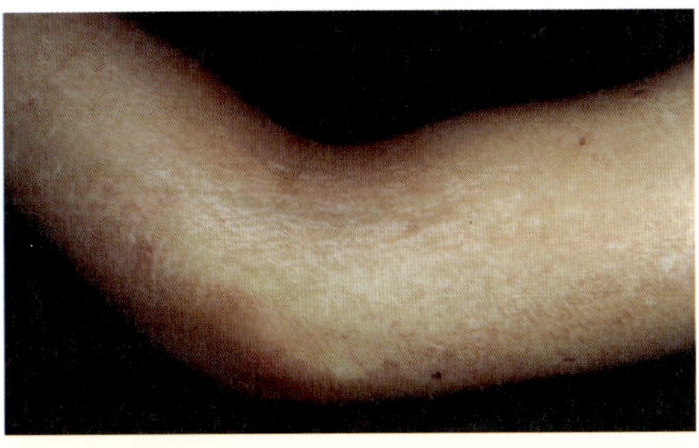

그림 44. 전신경화증 : 팔 전체 피부가 나무 판자처럼 딱딱해진다. 팔꿈치를 완전히 피지 못할 정도로 관절이 굳어진다. 피부는 아래 조직과 딱 달라 붙어 잘 움직이지 않고, 피부 때문에 팔, 몸이 조이는 느낌을 받는다.

과 피부가 단단하게 부착되어서 피부가 잘 움직이지 않게 된다. 피부에 손을 대고 좌우로 움직이면 피부가 아래 근육과 분리되어 좌우로 잘 움직이는 것이 정상인데, 피부경화증에서는 피부가 아래 조직과 붙어서 잘 움직여지지 않는다. 피부가 심하게 굳게 되면 손가락을 펴고 굽히는 것이 어려워지며, 손목과 팔꿈치, 어깨 관절의 움직임이 어려워진다. 피부가 관절의 활동을 제한하게 되기 때문이며, 환자는 관절을 움직이기가 점점 힘이 들기 때문에 관절 운동을 하지 않게 되고, 결국에는 환자의 관절이 움직일 수 없을 정도로 고정 된다. 그렇게 되면 환자는 물건을 잡기도 어려워지고, 혼자 옷을 입고 벗는 등의 일상생활에도 큰 지장을 받게 된다.

얼굴의 피부는 처음에는 약간 부으면서 피부가 굳게 된다(그림 45 ~ 그림 47). 얼굴의 피부가 굳게 되면 표정을 짓기가 어려워지며, 입을 크게 벌리기도 어려워진다. 얼굴의 표정이 없어지기 때문에 감정이 없는 사람처럼 오해를 받기도 한다. 가면을 쓰고 있는 것처럼 표정이 없는 얼굴로 변하게 된다. 입주위의 피부가 굳기 때문에 병을 앓기 전보다 입을 크게 벌릴 수 없게 된다. 그리고 입술이 얇아지는 경향이 있으며, 입술 주위로 세로로 주름이 잡히기도 한다. 그리고 얼굴에 콜라겐이 많아지기 때문에 얼굴에 있는 잔주름이 없어지며, 얼굴이 팽팽해 보인다. 만져 보면 피부가 굳어서 딱딱하며 피부가 두꺼워진 느낌을 받게 된다. 코가 병을 앓기 전보다 뾰족해지는 경향을 보인다.

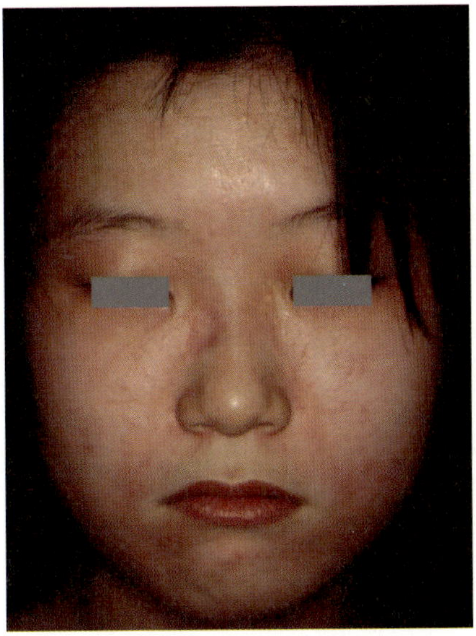

그림 45. 전신경화증 : 얼굴 피부는 붓는 느낌으로 시작되지만, 그 후에 피부가 딱딱해지고, 입을 벌리기 어려워진다.

환자에 따라서는 손가락부터 손, 아래팔까지, 그리고 얼굴의 피부가 굳고 딱딱해지고, 몸통과 넓적다리 피부는 정상으로 남아 있는 경우가 있다. 제한형인 전신경화증 환자가 여기에 속한다. 반면에 미만형의 전신경화증 환자에서는 몸통피부와 위팔, 넓적다리의 피부까지도 굳게 된다 (그림 48, 그림 49). 가슴, 배, 등 부위와 같은 몸통피부가 굳는 환자는 일단 미만형이라고 생각해도 좋다. 미만형인 경우에는 제한형에 비하여 내부 장기에도 심한 섬유화가 발생하였을 가능성이 많으며, 내부 장기의 기능이 손상을 받아 건강이 나빠질 가능성이 높다고 할 수 있다. 한 가지 주의할 것은 전신경화증은 매우 다양한 질환으로 제한형의 경우에도 심각한 내부 장기의 침범이 발생할 수도 있다는 사실이다.

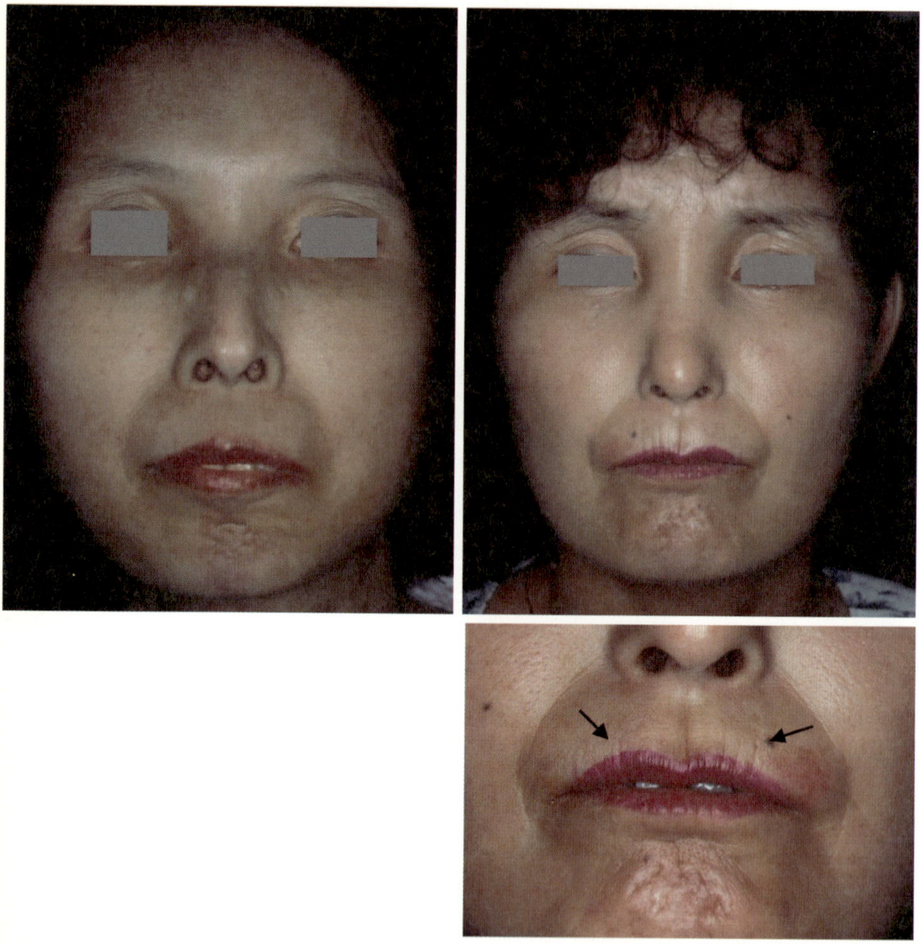

그림 46. 전신경화증 : 얼굴 피부는 주름살이 없어지며 표정도 짓기 어려워진다. 코가 뾰족해지며, 입술은 얇아지고, 입술주위에 화살표로 표시한 것처럼 잔 주름이 많이 생긴다. 마치 가면을 쓴 얼굴처럼 표정이 없다.

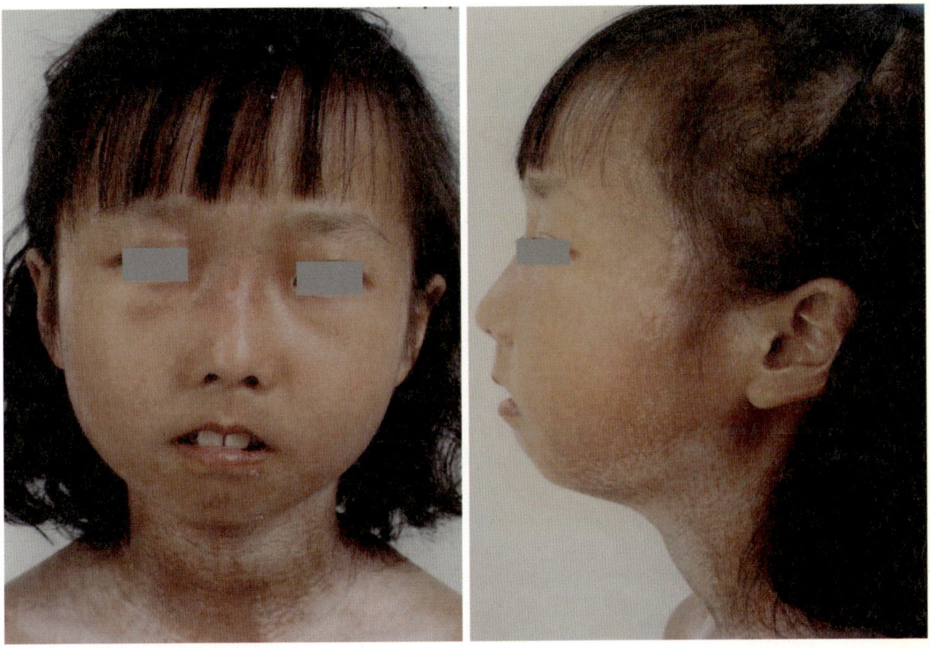

그림 47. 전신경화증 : 어린이에게는 잘 생기지 않지만, 간혹 어린이 환자를 볼 수 있다. 얼굴 피부가 딱딱하며, 입을 크게 벌렸을 때 입 크기가 작아지며, 입 벌리기가 힘들어 지고, 코가 뾰족해 진다. 표정을 짓기 어렵고, 표정이 없는 얼굴이다. 목과 가슴 피부에 색소가 빠지고 있는 것을 볼 수 있다.

피부색소의 소실

전신경화증에서는 피부의 색깔이 빠지는 현상을 흔히 관찰할 수 있다 (그림 49, 그림 50). 특히 몸통 피부에 경화증이 있는 미만성 전신경화증 환자의 경우에 흔히 관찰된다. 피부가 탈색되는 모양이 매우 특이한데 몸에 솜털이나 검은 털이 나오는 모낭 주위에는 색깔이 계속 남아 있고, 그 이외 부분의 피부에서는 색소가 빠지는 현상을 볼 수 있다. 즉 전체적으로 색깔이 빠지는 것이 아니라 색깔이 빠진 피부에 모낭 주위로만 색소가 마치 섬처럼 남아 있는 것을 볼 수 있다. 왜 모낭 주위

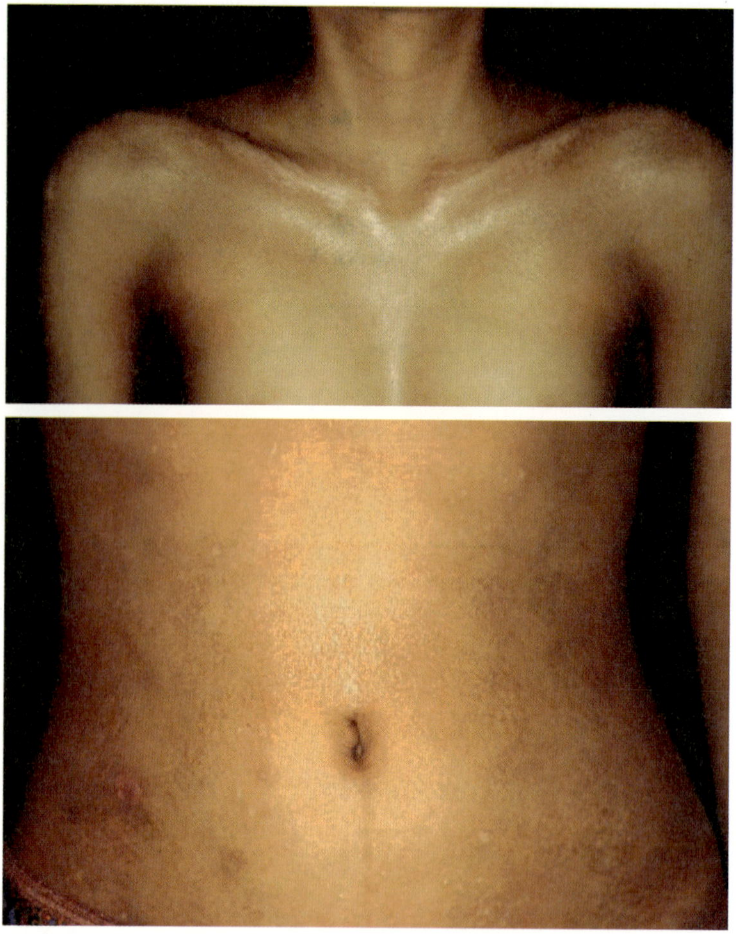

그림 48. 전신경화증 : 사진만 보아도 피부가 매우 딱딱하며, 아래 조직에 딱 붙어서 잘 움직이지 않고, 몸을 꽉 조이고 있는 것을 느낄 수 있다. 환자는 몸을 굽히기도 어렵고, 팔 다리의 거의 모든 관절의 움직임이 제한을 받고 있다. 이처럼 팔, 얼굴의 피부는 물론 몸통의 피부가 굳게 되면 전신경화증에서 "미만형"에 속하는 환자이다.

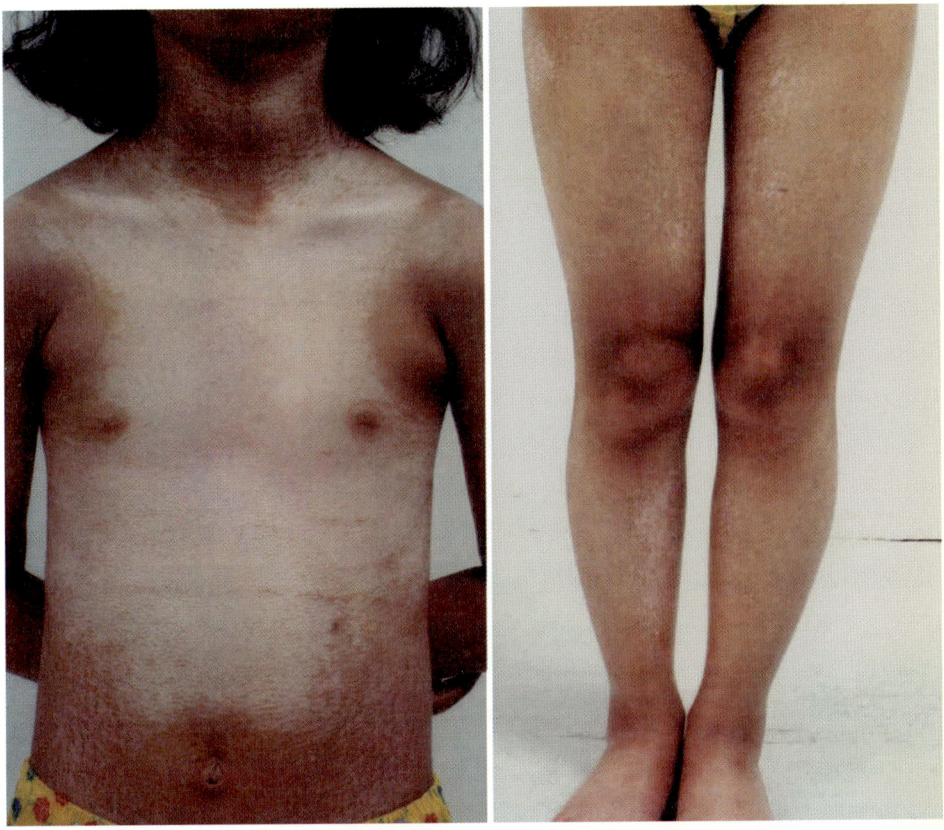

그림 49. 전신경화증 : 몸통과 다리의 피부가 딱딱해지면 "미만형" 전신경화증이며, "제한형"에 비하여 예후가 좋지 않다. 피부는 심하게 딱딱해지며 피부색깔이 진해지는 경향이 흔하나 동시에 사진에서 보는 것처럼 피부색이 빠지는 경우도 흔하다.

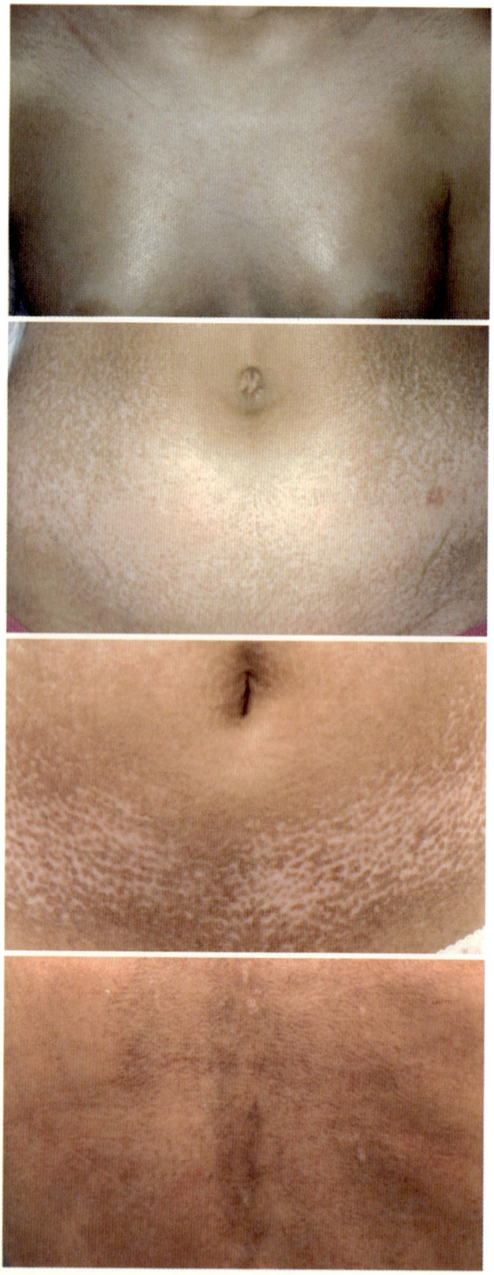

그림 50. 전신경화증 : 피부가 딱딱해진 피부에 갈색의 색소침착이 된다. 그러나 색소가 빠지는 경우도 종종 관찰된다. 색소가 빠지는 부위에서도 모낭이 있는 부위에는 색소가 빠지지 않고 유지 된다. 이처럼 모낭 주위의 색소는 남아 있으면서 색깔이 빠지는 것이 전신경화증에서 관찰되는 색소 소실의 특징이다.

에는 색소가 남아 있을까? 아마도 모낭에 있는 멜라닌세포는 계속 남아 색소를 만들 수 있고, 표피에 있는 멜라닌세포는 무슨 이유인지 없어져서 더 이상 색소를 만들 수 없다고 생각되나 표피의 멜라닌세포가 없어지는 정확한 이유는 아직 알 수 없다.

모세혈관확장증 (Telangiectasia)

앞에서 언급한 것처럼 전신경화증 환자는 찬 온도에 대한 혈관의 수축반응이 매우 민감하고, 혈관수축에 의하여 손끝이 창백하거나 검게 변하는 레이노 현상을 보인다. 다시 이야기하면 전신경화증 환자는 혈관에 심각한 이상이 있을 가능성이 있다는 의미이다. 혈관에 이상이 있을 수 있다는 또 하나의 증거가 모세혈관이 늘어나는 소견이 관찰된다는 사실이다.

우리 몸에서 모세혈관을 잘 관찰할 수 있는 부위가 손톱과 바로 인접해 있는 손톱 주위의 피부이다 (그림 51). 손톱 주위의 피부에 오일을 바르고 위상차 현미경으로 관찰하거나, 아니면 안과에서 망막을 볼 때 쓰는 기구인 안저경 (funduscopy)을 사용하여 확대해서 보면 모세혈관을 잘 관찰할 수 있다. 정상적인 모세혈관은 배열이 매우 규칙적이며, 모세혈관의 굵기와 길이도 일정하게 배열되어 있다. 그러나 전신경화증 환자에서는 모세혈관의 배열이 불규칙하며, 모세혈관이 늘어나고 굵어진 모세혈관이 많이 관찰된다. 혈관의 길이도 짧아지거나 혈관이 없어진 부분도 관찰된다. 손톱 주위의 모세혈관의 확

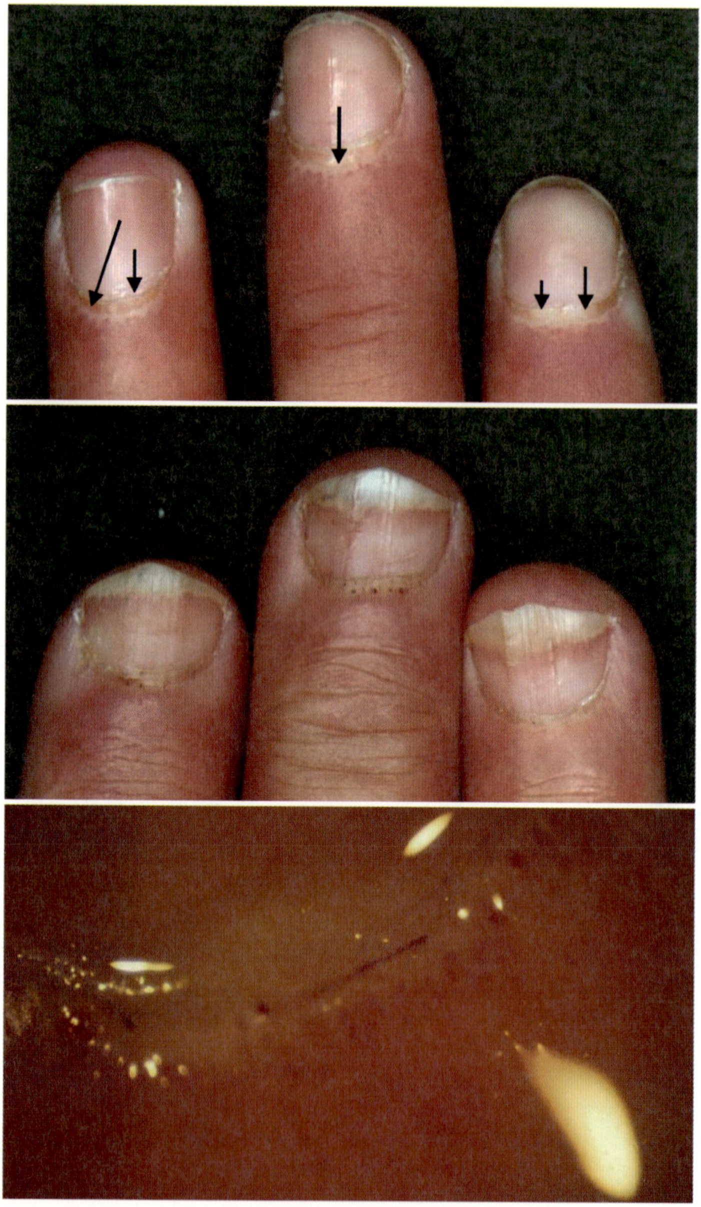

그림 51. 모세혈관 확장증 : 손톱주위 피부에 모세혈관이 확장된 것을 볼 수 있다. 화살표로 표시된 부위의 혈관이 확장되어 있다. 가운데 사진에서는 혈관이 터져 혈액이 밖으로 나온 출혈을 볼 수 있다. 아래 사진은 위상차 현미경으로 10배 확대한 모세혈관 사진으로 확장된 모세혈관을 관찰할 수 있다.

장이 심한 경우에는 확대해서 보지 않더라도 맨 눈으로 볼 수 있을 정도로 확장되어 있는 경우도 있다. 또한 모세혈관이 터져서 혈액이 밖으로 나와 출혈이 되는 경우도 관찰할 수 있는데 그 경우에도 맨눈으로 쉽게 관찰할 수 있다.

손톱 주위 피부 이외에도 모세혈관이 확장되는 경우가 비교적 흔하다 (그림 52). 딱딱해진 피부에 모세혈관이 확장되어 있는 것이 많이 보이면 대부분 제한형인 경우가 많다. 앞에서 (85쪽) 설명한 것처럼 CREST 증후군이란 것이 있는데, 이 증후군은 제한형 전신경화증에 속하고 있다. CREST는 증상의 첫 자를 딴 것인데 이중 “T”는 모세혈관확장이라는 뜻의 telangiectasia의 첫 자이다. 즉 모세혈관확장이 많이 관찰되면 제한형 전신경화증인 CREST 증후군에 속할 가능성이 있다.

피부궤양 및 괴사

아마도 전신경화증 환자가 제일 괴로워하는 피부 증상이 피부, 특히 손가락 끝부위 피부가 헐어 궤양이 형성되거나 괴사되는 증상일 것이다 (그림 53, 그림 54). 전신경화증은 찬 온도에 매우 민감하다고 설명하였다. 따라서 겨울철에는 찬 공기에 노출될 때마다 피부의 혈관이 수축하는 레이노 현상을 자주 경험한다. 혈관이 수축하면 손끝 피부에 혈액의 공급이 잘 되지 않아서 산소와 영양분이 부족하게 된다. 그 결과 약간만 상처를 입어도 상처가 쉽게 아물지 못하고 오래 동안 헐어있게 된다. 또한 세균에 의하여 감염이 되면 더더

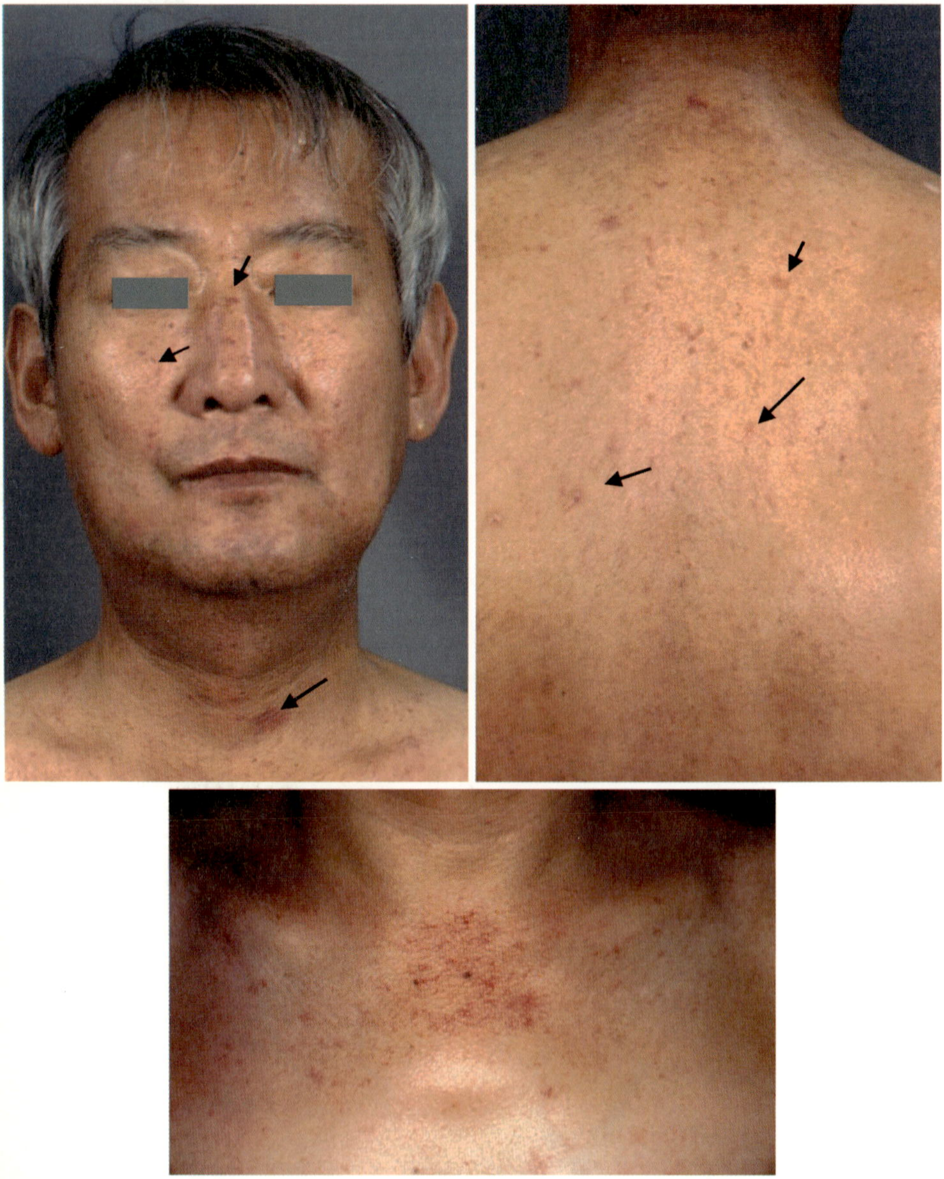

그림 52. 모세혈관확장증 : 피부경화 증상이 있는 피부에 모세혈관이 확장되어 빨간 반점으로 보인다. 화살표로 표시한 부분들에서 볼 수 있듯이 넓은 부위에 걸쳐 발생한다. CREST 증후군 환자에서 흔히 관찰된다.

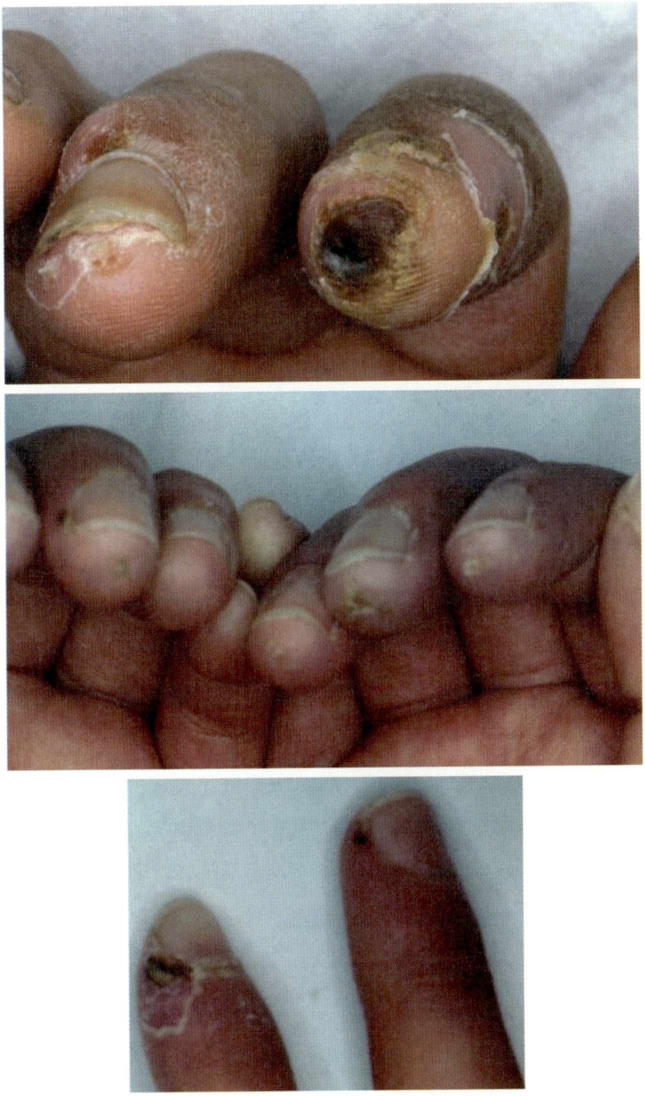

그림 53. 피부궤양 및 괴사 : 레이노 현상 및 말단경화증이 관찰되는 전신경화증 환자의 손끝은 항상 차갑고 혈액순환에 문제가 있다. 특히 기온이 내려가는 겨울철에는 손끝으로 가는 혈액과 영양분이 감소되기 때문에 자극에 의하여 상처가 쉽게 생기며, 일단 생긴 상처는 잘 낫지 않고 오래간다. 혈액공급이 중단될 경우에는 손끝에 괴사가 일어나기도 한다. 이차적으로 세균에 감염되는 경우에는 더 큰 문제를 유발할 수 있으므로 상처를 항상 소독하며, 청결하게 해야 한다. 항상 손을 따뜻하게 하고, 상처를 받지 않도록 세심한 주의를 하며, 겨울에는 꼭 장갑을 끼고 다니도록 한다.

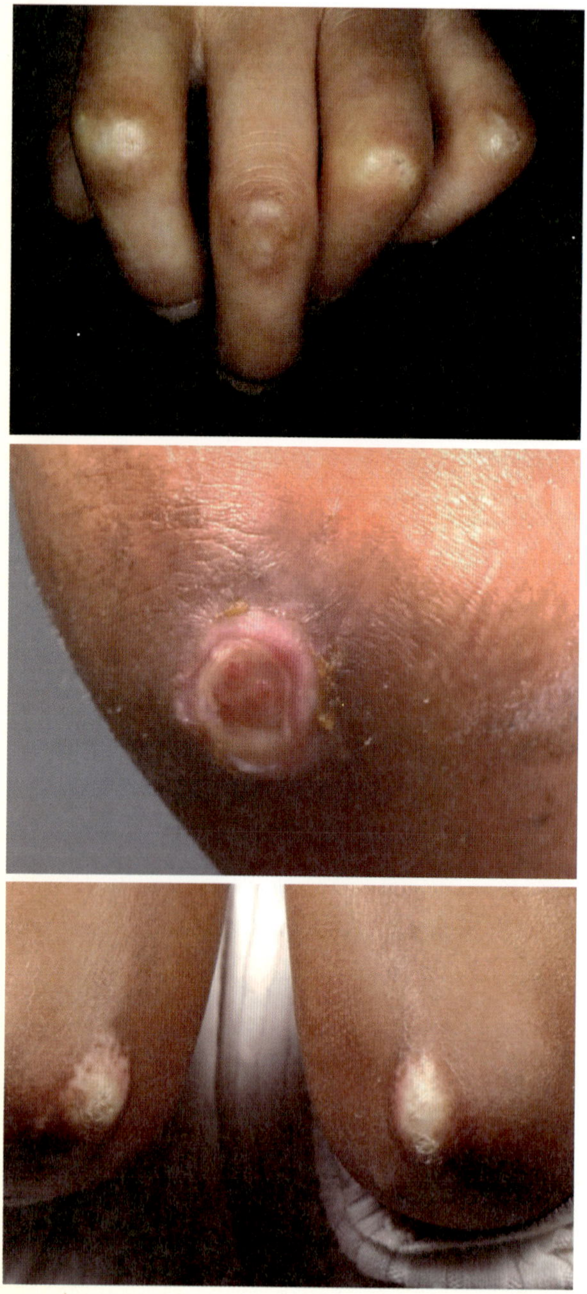

그림 54. 피부궤양 : 손끝뿐만 아니라 손가락 관절마디 부위, 필꿈치 부위 등 상처를 쉽게 받는 피부가 헐게 되면, 역시 혈액순환이 잘되지 않아서 상처가 쉽게 낫지 않는다.

욱 상처는 쉽게 치유되기 어려워진다. 심한 경우에는 혈액순환이 거의 중단되고, 산소공급이 부족하여 피부가 썩는 괴사에 빠지기도 한다. 환자는 너무나 아파하며, 순간적으로 상처가 물체에 부딪히면 자지러지게 놀라고, 아파서 어쩔 줄을 모르는 경우가 많다. 따라서 겨울철에는 항상 두꺼운 장갑을 두세겹으로 끼고 다니고 손난로를 가지고 다닐 필요가 있다. 또한 사소한 자극에도 상처를 입기 쉽고 한번 상처가 나면 혈액순환이 부족해 쉽게 치유되지 않으므로 매우 조심해야 한다.

칼슘침착 (Calcinosis cutis)

피부에 칼슘이라는 물질이 침착되는 증상이며, 저자의 경험으로는 자주 보는 증상으로, 한번 생기면 환자가 매우 힘들어 하는 증상이다. 경험상 어린이 환자에서 더 잘 발생되는 것 같은 느낌을 가지고 있다. 매우 딱딱하여 돌과 같은 덩어리가 피부 속에서 만져지며, 밖으로 노출이 되는 경우에는 하얀 물질이 보인다 (그림 55). 하얀 물질이 노출되어 있는 경우에는 진물이 계속나기 때문에 환자가 항상 거즈 등을 대고 있는 것을 볼 수 있다. 세균에 감염될 가능성이 높으므로 항상 깨끗하게 상처를 유지해야 한다. 간혹 수술로 제거할 수도 있으나 자꾸 다시 생기는 경향이 있어 치료하기가 쉽지 않아 의사의 마음을 무겁게 하며 환자는 너무 힘들고 괴로워 한다. 정말로 마음이 아프다.

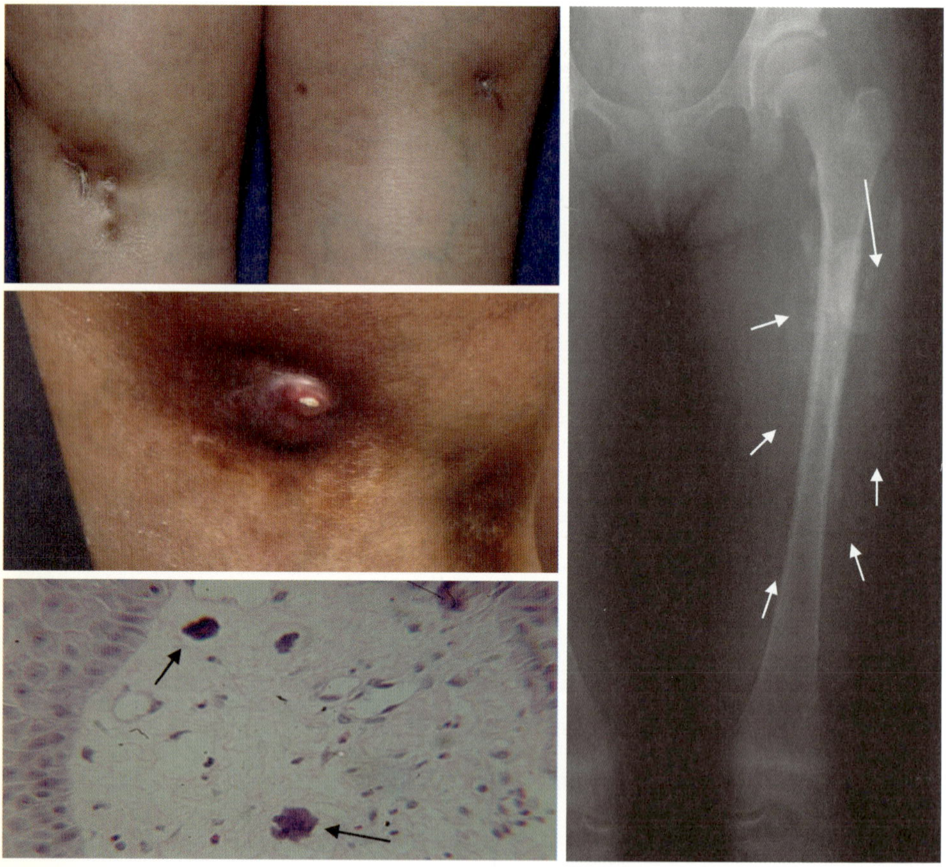

그림 55. 칼슘침착 : 피부에 칼슘이 침착되는 경우이며, 딱딱한 돌과 같은 덩어리가 피부 속에 존재하거나 피부 밖으로 노출되어 있다. 피부 밖으로 노출되는 경우에는 진물이 나게 된다. X-ray를 찍으면 피부에 보이는 것은 빙산의 일각일 수 있다. 즉 화살표로 표시한 것 처럼 피부 안에 더 큰 칼슘 덩어리가 있다. 조직검사에서도 화살표로 표시한 부위에 칼슘침착을 확인할 수 있다.

(3) 자가항체

환자의 혈중에 존재하는 자가항체의 종류와 얼마나 많은 양이 형성되는지는 전신경화증의 형태와 관련이 되어 있을 뿐만 아니라, 예후를 결정하는 중요한 인자이다. 거의 모든 전신경화증 환자에서 자가항체가 검출된다.

항 중심체 (centromere) 항체가 형성되어 있는 환자는 대부분 제한형이고 예후가 비교적 양호하지만 폐동맥 고혈압이나 심한 손가락의 허혈 등 발생할 위험이 높다. 항 국소이성화효소 (topoisomerase) 항체는 미만형에서 잘 나타나며 항 Scl 70 항체라고도 알려져 있는데 이 항체가 양성일 경우에는 심한 폐의 섬유화가 발생할 가능성이 높다. 이외에도 알엔에이 중합효소 (RNA polymerase)에 대한 항체는 신장위기 (renal crisis)가 발생할 가능성이 높은 것과 관련이 있다. 신장위기에 대하여는 뒤에 다시 설명한다.

(4) 위장관 증상

전신경화증에서는 피부가 딱딱해지는 증상이 가장 흔하며, 그 다음으로 병이 생기는 곳이 식도와 위, 장과 같은 소화기 계통이다. 나타나는 증상은 소화기의 어느 부위에 병이 생기며, 얼마나 심하게 생겼는지에 따라 다르다. 실제로 환자 마다 소화기 계통에 병이 생기는 정도가 개인에 따라서 매우 다르기 때문에 아래 설명하는 모든 증상이 전신경화증 환자에서 모두 관찰되는 것은 아니다.

식도 식도에 병이 생기면 음식을 아래로 보내는 식도의 운동기능이 감소하며, 조화롭게 식도의 연하운동이 되지 않게 되어 음식을 삼키기가 어려워지는 것처럼 느껴지기 시작한다. 시간이 갈수록 식도의 운동은 점점 없어지고, 결국 음식물이 위로 내려가지 않고, 식도의 어느 한 군데에 걸려있게 되고, 음식물을 삼킬 때 여러 번에 걸쳐 삼켜야 넘어가게 된다 (그림 56). 또한 위에서 음식이 식도로 역류되지 못하도록 위와 식도가 만나는 위치에 괄약근이 존재하는데, 전신경화증이 괄약근에 병을 유발하는 경우에는 괄약근의 기능이 감소되게 된다. 이 경우에는 식도로 위산이 역류하게 되어 가슴이 쓰리고, 가슴이 타는 듯한 증상이 생기는 역류성 식도염이 발생하고, 식도의 상피가 위점막으로 변하는 바렛식도가 될 수도 있다. 위-식도 괄약근의 압력이 감소해서 생기는 만성적인 위산의 역류로 인하여 식도의 점막이 손상을 받아 없어지거나, 식도가 좁아지며, 아주 병이 심하게 식도에 발생하면 식도가 서로 붙게되어 음식이 내려갈 수 있는 통로가 좁아지는 식도협착이 발생할 수도 있다.

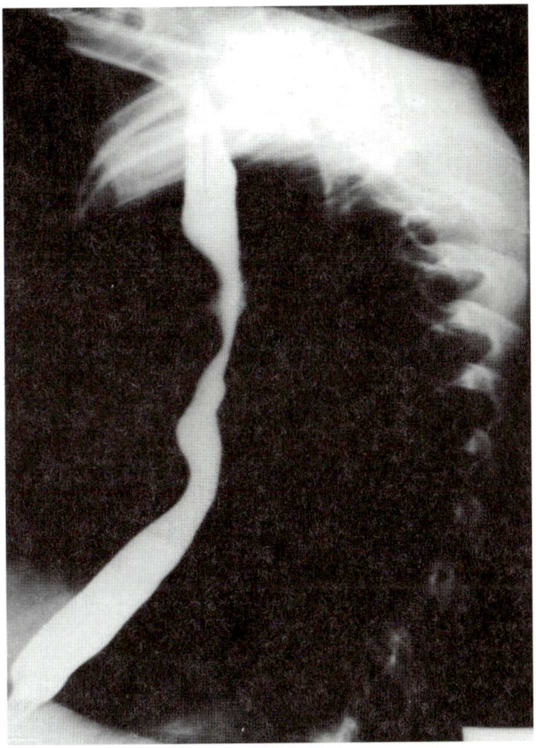

그림 56. 전신경화증의 식도침범 : 조영제를 이용하여 식도를 촬영한 사진이다. 식도의 정상적인 연동운동이 보이지 않고 확장되어 있다.

위 식도가 침범되어 생기는 증상이 가장 흔하나, 위를 침범하는 경우도 비교적 흔하며, 위염 증상이 주로 발생한다. 병이 심하게 진행되는 경우에는 위가 마비되거나 위 운동이 감소되며, 소장의 운동도 정상이 아니게 된다. 이런 경우에는 음식을 조금만 먹어도 배가 부르게 되는 조기 포만감이나 식후 포만감을 느끼게 되며 자주 방귀가 나오기도 한다. 위를 침범한 경우 위의 점막이 얇아지게 되며 그 결과 혈관이 비쳐 보이는데 내시경으로 보면 수박줄 무늬처럼 보인다. 이러한 상태에서는 종종 점막에서부터 출혈이 생길 수 있다. 만약 출혈이 생기면 내시경으로 레이저응고술 등을 시행하여 치료할 수 있다. 이러한 위 점막에서 관찰되는 혈관이 비쳐 보이며, 모세혈관이 확장되는 현상은 병이 심하게 발생하는 경우에는 위뿐만 아니라 소장과 대장에 걸쳐서 발생하는 경우가 있으며, 장 점막으로 부터 적은 양의 출혈이 발생할 수 있다. 이러한 출혈은 조절하기 힘든 경우가 많다.

소장 및 대장 식도와 위 외에도 작은 창자와 큰 창자에 병이 발생하기 때문에 다양한 소화기 관련 증상이 생길 수 있는데, 특히 변비 또는 설사 증상이 흔하게 발생한다. 소화기 점막으로부터 영양분의 흡수가 감소되며, 그 결과 체중이 감소되게 된다. 심하게 병이 진행되면 소장이 운동을 잘 안하게 되며, 장내 세균이 많이 증식하여 흡수불량 및 설사를 일으키는데 이런 경우 간헐적인 항생제 치료가 필요한 경우가 있다. 대장의 운동이 감소한 경우는 변비와 연관되어 있는데 때로는 아주 심한 변비 증상을 보이게 된다. 항문괄약근이 감소하여 변실금이 생길 수도 있다.

(5) 폐

전신경화증 환자에서 폐에도 병이 생길 수 있다. 폐에 생기는 이상은 폐조직에 섬유화가 진행되어 폐조직이 딱딱해지게 되는 것이다 (그림 57). 그 결과 숨을 쉴때 폐가 늘어나고 줄어드는 정도가 줄어들게 되어 폐기능이 감소하게 된다. 병이 폐에 발생한 초기에는 증상을 느끼지 못할 수 있으나, 병이 진행함에 따라 가래가 없는 기침이 발생한다. 운동 시 호흡곤란도 발생하는데 이는 폐에 생긴 변화에 의하여 생기는 증상일 경우가 많으나, 폐의 이상 뿐만 아니라 심장, 빈혈 등 다양한 요인들에 의해 종합적으로 발생한 결과일 수도 있다. 폐에 섬유화가 심하게 진행되는 경우에는 환자의 전신 상태가 매우 나빠질 수 있으며, 폐질환은 전신경화증 환자에서 흔한 사망원인으로 알려져 있다.

심한 폐질환이 모든 환자에서 생기는 것은 아니며 앞에서 설명한 미만형의 환자들에서 제한형의 환자들에 비하여 심한 폐의 섬유화가 발생할 가능성이 높다. 그러나 제한형의 환자들도 빈도가 낮기는 하지만 폐질환이 발생할 수 있으므로 폐기

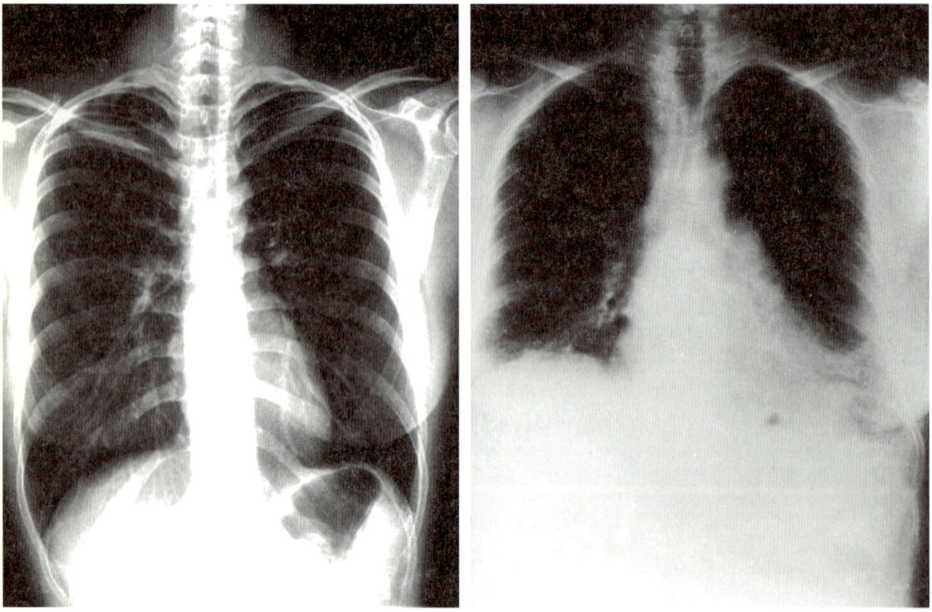

그림 57. 정상인 (왼쪽)과 전신경화증 환자 (오른쪽)의 단순흉부방사선 사진 : 가슴에서 검게 보이는 부분이 공기가 통하는 폐로서 정상인과 비교하여 전신경화증 환자에서는 폐의 아래쪽부분이 섬유화로 희게 보인다.

능 검사를 정기적으로 시행하는 것이 좋다.

폐기능 검사는 폐의 상태와 폐의 섬유화의 진행 정도를 검사하는데 가장 민감한 검사이다. 폐에 섬유화가 진행되면 폐기능이 감소되게 된다. 폐활량 및 폐의 부피가 감소하며 폐포에서 공기가 교환되는 정도인 폐의 확산능이 감소하게 된다. 이와 같은 결과는 폐조직이 섬유화로 인하여 탄력성이 없어지고, 딱딱해져서 폐조직이 숨을 쉴 때 늘어나고, 줄어드는 능력에 제한이 생기는 결과라 할 수 있다. 이와 같은 폐기능의 감소를 조금 어려운 용어로 제한형 폐기능장애라고 한다.

폐조직의 섬유화 여부를 초기에 발견하기 위하여 흉부 컴퓨터단층촬영(CT)이 도움이 된다. CT 촬영은 단순 흉부 방사선 검사(흉부 X-레이) 보다 초기의 폐섬유화를 발견하는데 민감하며, 고해상도 CT는 폐의 염증 유무를 알아내는데 유용하므로 폐의 질환이 의심되는 경우에는 초기에 CT 촬영을 시행하는 것이 좋다.

폐질환의 치료방침을 결정하거나 다른 폐질환과 감별하기 위해서 간혹 기관지내시경 검사가 필요한 경우가 있다. 기관지 내시경을 시행하여 기관지 폐포세척액을 얻어서, 세척액내에 호중구 및 호산구 등의 염증세포가 많이 보이면 활동성의 염증이 진행 중임을 의미한다.

폐동맥 고혈압 폐동맥은 심장에서 폐로 혈액을 보내는 혈관을 말한다. 전신을 돌아온 정맥혈이 심장으로 들어오면, 심장은 이 정맥혈을 폐로 보내고, 폐에서 산소공급을 다시 받아 정맥혈을 산소가 가득한 동맥혈액으로 바꾸도록 한다. 그러기 위하여 심장에서 폐동맥을 통하여 폐로 혈액을 보내야 하는데, 폐조직이 섬유화로 인하여 딱딱해지거나 폐 안에 존재하는 혈관들이 두꺼워져서, 폐동맥 내의 혈액이 정체되고 그 결과 폐동맥 내의 혈압이 높아지게 된다 (그림 58). 폐동맥 고혈압이 발생하면 초기에는 비특이적으로 운동할 때 힘이 없고, 쉽게 피곤해지는 증상이 발생한다. 폐동맥 고혈압이 진행되면 호흡곤란이 발생하게 된다. 폐동맥 고혈압은 제한형과 미만형 환자들에서 모두 발생이 가능하며, 제한형 환자들의 경우 전형적으로 질병이 발생한 후 10여년 이상 경과한 아주 늦은 시기에 발생한다. 폐동맥 고혈압이 발생하면 아주 예후가 나쁘다. 폐동맥 고혈압이 있을 경우의 폐기능 검사결과는 폐활량이나 폐용적 등은 정상이나 폐확산능만이 감소하는 소견을 보이게 된다.

심초음파 검사는 폐동맥 고혈압이 있는지를 선별하는데 도움이 되나 정확하지 않으며, 특히 폐동맥 수축기 압력이 높은 경우에만 믿을만하다. 따라서 폐동맥 고혈압이 의심되는 경우에는 우심 카테터 삽입술을 시행하여 정확한 폐동맥압을 측정하여야 정확히 진단할 수 있다. 전신경화증환자에서 폐동맥 고혈압이 생기는 빈도는 심장의 우심실에 카테터를 삽입한 후

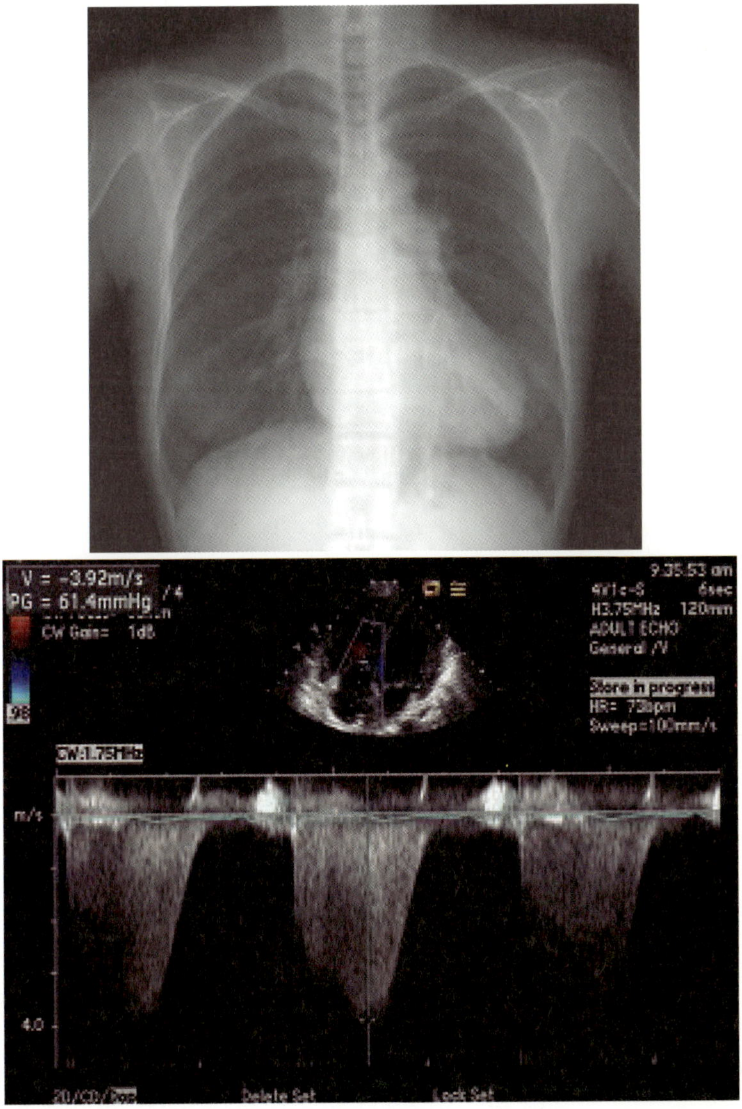

그림 58. 폐동맥 고혈압의 흉부방사선 및 심장초음파 소견 : (위쪽) 폐동맥 고혈압 환자의 흉부방사선 사진. 폐는 비교적 크고 깨끗하게 보여서 폐섬유화가 없이 폐동맥 고혈압만 있는 경우이다. 심장 및 폐동맥이 약간 커 보인다. (아래쪽) 심장초음파검사. 심장초음파검사로 대략적인 폐동맥압력을 측정할 수 있다. 그림의 아래쪽에 보이는 그래프에서 초록색 수직선의 길이를 측정하여 추정하며 폐동맥혈압이 정상의 약 3.5배나 되어 심한 폐동맥 고혈압이 있음을 알 수 있다. 이런 경우 가만히 있어도 숨이 차다.

에 폐동맥의 혈압을 정확하게 측정하였을 경우에 약 8~12%라고 알려져 있다.

(6) 심장

심장 근육에 부분적으로 섬유화가 생기는 경우에는 심장에 이상이 발생할 수 있으나 그렇게 흔하지는 않다. 심장 근육에 섬유화가 발생되어 생기는 증상으로는 심장이 불규칙하게 박동하는 부정맥이 발생하거나, 심장의 수축하는 정도에 이상이 발생하는 기능장애를 보이거나, 심장을 둘러싸는 막에 염증이 생기는 심막염 등의 증상이 생기며 이러한 경우에는 경과가 좋지 않게 된다. 그러나 심장 근육의 섬유화가 없으면서 심전도의 사소한 이상이 관찰되거나, 심장 기능에 약간의 이상이 오는 경우는 비교적 흔하게 관찰된다.

(7) 신장

간혹 전신경화증 환자 중 이전에는 혈압이 정상이었었는데, 갑자기 혈압이 오르면서 그 결과로 머리가 심하게 아프거나, 뇌에 출혈이 발생하거나, 심장의 기능이 망가지는 등의 임상적인 증상과 징후가 나타날 수 있다. 이와 같은 경우를 신장위기 (renal crisis)라고 한다. 신장위기에서는 신장의 기능을 나타내는 지표인 크레아티닌이 혈액 내에서 상승되고, 소변검사에서 단백질이 섞여 나오는 단백뇨와 피가 섞여 나오는 현미경성 혈뇨가 나타난다. 또한 빈혈과 혈소판감소증 등이 생기게 된다.

신장위기가 발생하리라고 예측할 수 있는 인자를 잘 알고 있는 것이 중요한데, 다음과 같은 경우에는 신장위기가 발생할 가능성이 그렇지 않은 경우보다 높다. 전신경화증 환자중 미만형에 속하는 경우, 그리고 피부가 경화되는 속도가 빨라 피부경화가 급속히 진행하는 경우, 전신경화증이 발생한지 4년 미만인 경우, RNA polymerase III라는 효소에 대한 자가항체가 존재하는 경우, 새로 빈혈이 발생한 환자의 경우, 새로 심장에 이상이 발생한 경우, 그리고 치료 목적으로 고용량의 스테로이드를 사용한 적이 있는 경우나 치료 목적으로 사이클로스포린 (cyclosporine)를 사용한 적이 있는 경우에는 신장위기가 발생할 가능성이 높아진다고 알려져 있다.

신장위기는 초기에 치료를 잘 하는 것이 매우 중요하다. 초기에 안지오텐신 전환효소 억제제로 적극적으로 혈압을 낮추는 치료를 하면 혈압이 정상화된지 수일 이내에 신장기능도 정상으로 돌아오고 예후도 좋다. 예후는 혈압을 얼마나 빨리 정상수준까지 낮추느냐에 달려있다. 안지오텐신 전환효소 억제제가 도입되기 전까지 신장위기는 전신경화증의 가장 흔한 사망원인 중의 하나이었으나, 지금은 잘 예방하고 치료할 수 있다. 적극적으로 치료하면 처음에 투석을 필요로 할 정도로 신장기능이 손상을 받았던 환자들 중에서도 55%가 평균 8개월째에 투석을 중단할 수 있어서, 투석을 시작하였더라도 안지오텐신 전환효소 억제제 등으로 혈압조절을 잘 하는 것이 중요하다.

혈압이 정상이더라도 간혹 유사한 신장위기가 발생할 수 있는데 이를 정상혈압 신장위기라고 하며, 유의한 혈압의 상승이 없고, 서서히 크레아티닌이 상승하는 것으로 알려져 있다. 일단 신장기능에 이상이 있으면 이상을 초래할만한 다른 원인을 철저히 찾아보아야 하며 안지오텐신 전환효소 억제제를 시험적으로 사용해야 한다.

(8) 근골격계

전신경화증 환자에서 관찰되는 근육과 뼈의 이상은 매우 흔하다. 관절 주위의 피부가 딱딱해져서 관절의 운동이 제한을 받고 그 결과 관절이 굳는 현상(어려운 용어로 관절구축이라 한다)이 흔히 관찰된다. 또한 관절을 움직일 때마다 힘줄에서 걸리는 느낌이 나거나 소리가 들리는 힘줄 마찰감, 관절이 붓거나 통증이 있는 관절염이 생기기도 한다. 근육에도 섬유화가 발생하는 근육병증이나 근육에 염증이 생겨서 근육통이 발생하는 근육염이 생길 수 있다. 또한 뼈가 녹아 없어지는 뼈용해 증상이 관찰된다. 피부 및 피하조직에 칼슘이 침착하여 그 부위에 통증을 유발하거나 진물이 나는 칼슘침착이 흔하고, 딱딱해진 피부가 신경을 눌러서 신경통을 유발하는 신경병증이 생길 수 있다.

관절이 굳는다

전신경화증 환자에서 관절이 굽혀진 상태로 굳어진 것을 흔히 관찰할 수 있다 (그림 43, 그림 44). 이는 관절을 덮고 있는 피부의 섬유화에 의해서 피부가 딱딱해져 관절의 운동을 제한하게 되고, 관절의 운동 범위가 점점 좁아지고 결국은 관절이 굳어지게 되는 것이다. 따라서 관절이 굳어지는 정도와 관절의 위치는 피부가 딱딱해지는 정도와 피부가 침범되는 부위에 따라서 결정된다. 손가락 관절, 손목 관절, 팔꿈치 관절 등이 가장 흔하게 침범되는 관절이며, 이 경우 정상적인 손과 팔의 운동에 지장을 초래하며, 일상생활에 불편을 가져온다. 어깨나 고관절, 무릎, 발목 관절 등의 운동범위도 제한될 수 있고, 하지를 침범한 경우 걸음을 걷기가 어려워진다.

힘줄 마찰감

힘줄의 마찰감은 힘줄을 싸고 있는 막인 힘줄집에 염증이 생겨 발생하는 증상이다. 대개 힘줄을 만져보면 마찰감이 느껴지고 때로는 운동시 통증을 유발하기도 한다. 만약 환자가 힘줄의 통증을 호소하나 마찰감이 촉지되지 않을 경우 청진기로 들으면 들리는 경우도 있다. 가장 흔하게 증상이 발생하는 힘줄집은 발목을 뒤로 굽힐 때, 손가락을 펼 때, 무릎을 펼 때 사용되는 근육의 힘줄집이지만 어깨나 손목 등 다른 관절에도 올 수 있다.

관절염 전신경화증 환자의 손가락 관절과 손목의 관절 등 말단에 위치한 관절에서 관절염이 잘 발생한다. 대개 관절염은 질환의 경과 중 초기에 나타나는 경향이다. 전신경화증에서는 피부가 딱딱해지고 피부가 아래 조직과 단단히 붙어 있기 때문에, 관절에 염증이 있더라도 관절이 붓는 경우를 관찰하기 힘들다. 관절위의 딱딱한 피부가 관절이 붓는 현상을 위에서 눌러서 붓지 못하게 막고 있기 때문이다. 전신경화증의 관절염은 물렁뼈의 손상을 동반하지 않으며 항염증제로 잘 치료하면 수개월 후에 호전된다.

간혹 드물게 환자 중에서 전신경화증과 함께 류마티스관절염이 동시에 발생하는 중복증후군 (overlap syndrome)이 발생하는 경우가 있다. 이때는 류마티스 인자 검사에서 양성 소견을 보이며, 관절의 물렁뼈에 손상이 생기며, 관절염이 진행하면 점점 심한 관절 파괴 소견을 보이게 된다. 이 경우에는 류마티스관절염과 같은 치료를 해야 한다.

근육병증 전신경화증에서 근육에 이상이 초래될 수 있는데, 이 경우에 근육병증 및 근육염이 발생한다. 근육병증은 근육조직에 섬유화가 생기는 경우를 말하는 것으로 대체로 근육의 섬유화는 심하게 진행하지 않는 경향을 보인다. 이 경우에는 가벼운 근육의 쇠약감을 느끼게 되는데, 보통 몸통에서 가까운 부위의 근육에 잘 발생한다. 근육의 손상으로 인하여 근육에 많은 효소인 크레아틴 키나아제가 근육세포에서 흘러나오는 경우에는 혈중에서 그 양이 약간 상승하게 된다. 아래 설명할 근육염과는 달리 근육병증은 스테로이드로 치료해도 호전되지 않는다. 근조직 검사를 해보면 근섬유조직에 섬유화가 진행되어 있으나 염증세포는 거의 관찰되지 않는 특징이 있다.

근육염 전신경화증 환자에서 진정한 근육염이 발생하는 경우는 드물고, 대신 병이 진행됨에 따라서 근육이 점점 약해지는 현상이 관찰되는 경우가 대부분이다. 그러나 간혹 근육 효소인 크레아틴 키나아제 혈중치가 상승하거나, 전형적인 염증성 근육병의 근전도 소견 등을 보이는 근육염이 생기기도 한다. 이 경우에는 면역억제치료를 해야 하며 대부분의 환자가 면역억제치료에 대해서 잘 반응한다.

뼈용해 뼈가 녹아 없어지는 뼈용해는 주로 손가락 끝에서 관찰된다 (그림 59). 뼈용해는 전신경화증 환자의 40~80%에서 관찰된다. 골이 녹아 없어지는 현상은 뼈 끝까지 혈액공급이 원활이 이루어지지 않아 산소와 영양공급이 부족하기 때문으로 생각된다. 갈비뼈, 턱뼈, 쇄골의 원위부, 위팔뼈, 경추 등의 다른 부위에도 뼈용해가 발생하지만 드물다.

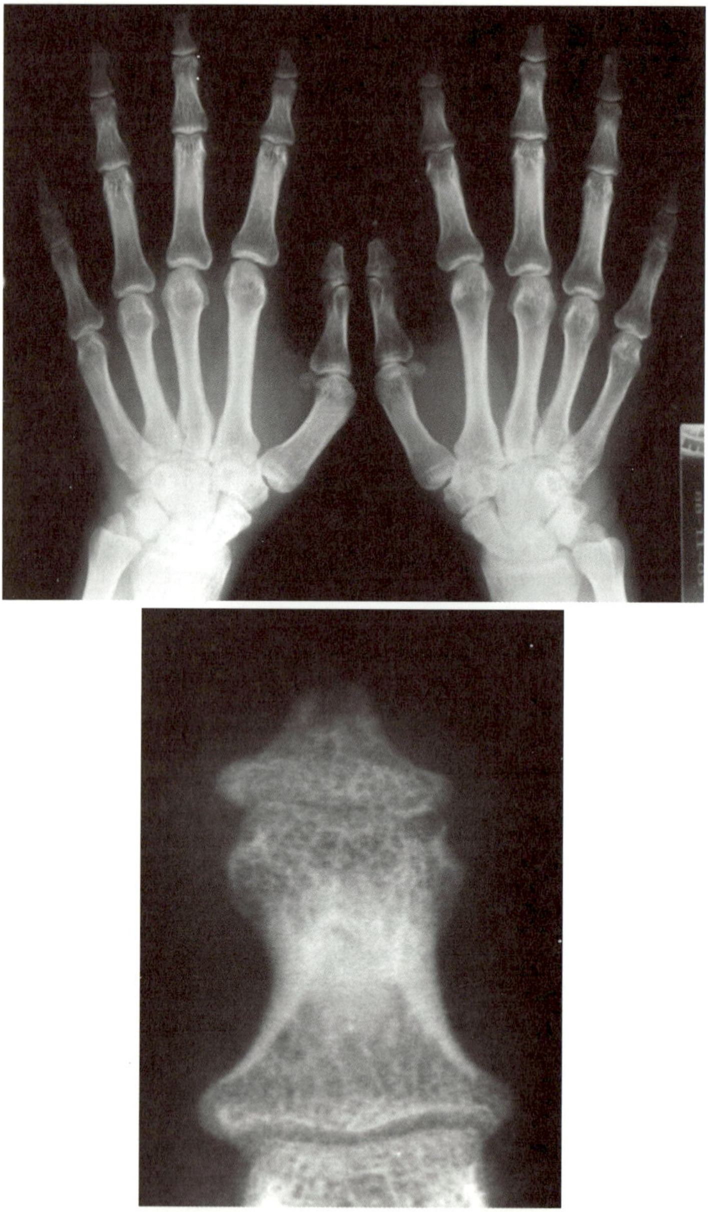

그림 59. 전신경화증 환자에서의 골용해 : 손가락 뼈의 끝이 용해되어 손가락이 짧아짐.

압박 신경병증 신경이 어느 한 부위에서 눌려서 통증이 발생하거나 감각이 이상해지고, 그 신경이 지배하는 근육이 약해지는 현상을 압박 신경병증이라고 한다. 전신경화증에서 가장 흔한 압박 신경병증은 손목굴 증후군이다. 손목 위 피부가 딱딱해지고, 힘줄집에 염증이 생겨 붓게 되면 신경이 손목을 통과하는 공간이 좁아지게 된다. 그러면 손목을 통과하는 신경이 주위 조직에 의하여 눌림을 당하게 되고 그 결과로 생기는 신경병증이다. 손목굴 증후군은 전신경화증 초기에 가장 흔하게 발생한다. 손목 부위 이외에도 피부가 두꺼워지고 딱딱해지며, 관절이 굳어지면서 다른 부위에 위치하고 있는 신경에도 압박이 초래되어 압박성 신경병증이 발생하게 된다.

6. 전신경화증의 진단

전신경화증의 진단은 전형적인 피부병변과 함께 레이노 현상이 관찰되고, 동시에 다른 내부 장기 침범이 있는 경우에는 어렵지 않다. 대개 레이노 현상이 제일 먼저 나타나는 증상이며, 피부경화 현상은 그 이후에 나타나게 된다. 전신경화증은 제한형 및 미만형으로 분류될 수 있다.

미국 류마티스학회에서 1980년에 제안한 전신경화증 진단기준은 전적으로 임상양상만으로 진단하도록 되어 있다. 주

기준 (major criteria)은 손가락과 손등이 만나는 부위의 관절보다 윗쪽의 피부에 피부경화가 있는 것이다. 또한 세 가지의 부기준 (minor criteria)으로는 첫째, 손가락 부위의 피부가 딱딱해지고 손가락 끝이 뾰족해지는 손가락 경화증이 발생하거나, 둘째, 손가락 끝의 피부에 피가 잘 통하지 않아서 피부가 헐거나 손가락 끝 부위의 조직이 없어지는 현상이 생기거나, 셋째, 흉부 X레이 사진에서 양쪽 폐에 섬유화 소견이 관찰되는 것이다. 이 진단기준 중에서 주 기준인 손가락과 손등이 만나는 부위의 관절보다 윗쪽의 피부에 피부경화가 있거나, 또는 세 개의 부기준중에 두 개가 존재하면 전신경화증으로 진단할 수 있다. 이러한 분류는 비교적 정확하여 민감도가 97%, 특이도가 98%로 알려져 있다.

표. 미국 류마티스학회에서 제안한 전신경화증 진단 기준

A. 주 기준
근위 피부경화증: 중수지관절 (손가락과 손등이 만나는 부위의 관절) 보다 위쪽 피부가 대칭적으로 붓거나, 조이고, 딱딱해지는 경화증이 관찰되며, 이 변화들이 사지, 얼굴, 목, 그리고 체간 (흉부, 복부)에 나타날 수 있다.
B. 부 기준
1. 손가락경화증: 손가락에만 국한된 피부가 대칭적으로 붓고, 조이고 딱딱해지는 피부경화증 2. 손가락에 움푹 들어간 상처와 흉이나 손가락 끝 조직의 소실: 손가락 끝으로 혈액공급이 잘 되지 않는 결과로 생기는 손가락 끝의 손상 3. 양측 기저 폐섬유화: 표준 흉부방사선검사에서 폐의 아래 부분에서 관찰되는 폐조직의 섬유화 소견

※ 만약 한 개의 주 기준이나 두 개 또는 그 이상의 부 기준이 나타난다면 전신경화증을 가지고 있다고 진단할 수 있다.

7. 전신경화증의 감별진단

전신경화증에서 관찰되는 것과 비슷하게 피부가 딱딱해지는 증상을 보이는 질환이 몇 가지 있다. 이러한 질환과 전신경화증을 감별하는 것은 비교적 어렵지 않지만, 환자들의 입장에서는 쉬운 일이 아닐 것이다. 전문가에게 진찰을 받음으로써 자신의 병을 정확히 진단하고, 그에 알맞은 치료를 받는 것이 가장 중요한 일이라고 할 수 있다. 전신경화증과 감별을 해야 할 질환으로는 이름도 어려운 다음 네 가지 질환이 있다.

신원성 전신 섬유화증

이 병은 만성 신부전이 있는 환자들에서 발생한다. 만성 신부전의 진단과 경과관찰을 위하여 신장을 자기공명영상 (MRI) 촬영을 할 때 사용하는 조영제인 가돌리늄 (gadolinium)의 사용과 관련성이 있는 것으로 알려지고 있다. 섬유화는 주로 상지보다 하지를 더 자주 침범하며 빨리 발생하고 손은 비교적 침범하지 않고, 레이노 현상은 연관되어 있지 않는 등의 특징으로 전신경화증과는 다른 모습을 보인다. 신장이식을 받을 경우 호전되는 것으로 알려져 있다.

호산구성 근막염

Shulman 병이라고도 하는 이 병은 피부와 근막이 급작스럽게 두꺼워지고 관절이 굳게되는 병이다. 특히 팔꿈치의 관절에 잘 생긴다. 피부는 귤껍질 같은 양상을 보이나 손이나 손가락은 침범하지 않는다. 피부 아래쪽의 근막을 포함하는 조직검사를 통해서 진단할 수 있다. 조직검사에서 호산구의 침윤이 관찰되고 말초혈액에서는 호산구 증가증이 발견된다.

경화부종 이 병은 성인에서는 당뇨의 합병증으로 발생하는 경우가 많으나 모두 그런 것은 아니다. 어깨나 목, 상지, 등 위쪽 등의 피부가 두꺼워지고 딱딱해진다. 이러한 분포는 전신경화증에서 보이는 손가락과 손등, 얼굴이 딱딱해지는 것과는 차이가 있다. 또한 레이노 현상을 동반하지 않는다. 조직검사에서는 콜라겐 섬유 사이에 뮤신이라는 물질이 침착되어 있다.

8. 전신경화증의 치료

전신경화증은 불행하게도 아직까지 질환의 원인을 알지 못하기 때문에 병의 근본을 치료하는 효과적인 치료법이 개발되지 못하고 있다. 따라서 병이 치료에 반응하지 않는 경우도 많으며, 치료를 열심히 하는데도 불구하고 병이 진행하는 경우에는 의사와 환자 모두 실망하는 경우도 있다. 그러나 경우에 따라서는 병이 스스로 진행을 멈추고 좋아지는 경과를 보이기도 하기 때문에 자포자기를 하거나 희망이 없다고 미리 실망할 필요는 없다. 피부경화증이 몇 년 동안 존재하다가 서서히 호전되어 몇 년이 지난 뒤에는 거의 피부경화를 볼 수 없을 정도로 호전되는 경우도 있다. 또한 피부, 신장 등 특정장기의 합병증의 치료를 목적으로 하여 다양한 치료법이 사용되고 있으며, 많은 경우 열심히 치료하면 환자가 일상생활에서 보다 편하게 생활하게 할 수 있으며, 환자가 합병증에 의하여 사망하는 경우를 거의 예방할 수 있게 되었다. 물론 아직까지 완치를 할 수 있다고 할 수는 없다.

전신경화증 환자에서 특정 장기를 대상으로 새로 도입되고 있는 최신 치료법은 주요한 장기인 폐와 신장질환에 초점이 맞추어져 있다. 전신경화증 환자에서 특히 치료에 잘 반응하지 않거나 건강에 심각한 지장을 초래하는 경우가 문제이며, 폐 섬유화가 진행된 경우와 폐동맥의 혈압이 높아진 경우, 그리고 신장조직에 이상이 있는 경우가 가장 문제이다. 전신경화증 환자는 오랜 기간 치료를 지속하는 경우가 대부분이며, 간혹 환자가 치료에 호전을 보이지 않거나, 질병에 의한 합병증으로 고생하게 되는 경우가 생기게 마련이다. 이럴 경우 의사로서 질병의 근원적인 치료방법이 없고 오직 환자가 불편을 호소하는 증상에 따라 증상을 없애주는 치료밖에 할 수 없는 현실에 매우 절망을 느끼는 경우가 있다. 그러나 최근 들어 폐동맥 고혈압, 신장질환에 대한 예방적 치료를 미리 시작함으로써 이런 합병증의 빈도를 줄일 수 있게 된 것은 매우 고무적인 발전이 아닐 수 없다. 따라서 특히 초기에 장기의 침범을 발견하고 적절한 시점에 치료를 시작하는 것이 중요하다.

전신경화증 환자의 상태 평가

피부 침범의 정도를 평가하는 것은 전신경화증 환자가 제한형인지 미만형에 속하는지 그 아형을 분류하는데 도움이 된다. 제한형인 경우에는 손, 아래팔, 종아리, 얼굴 정도만 침범되지만, 미만형인 경우에는 이 범위를 넘어서서 몸통 피부와 위팔, 넓적다리 피부도 침범하게 되는 경우가 많다. 미만형인 경우에는 내부 장기에 합병증을 초래하는 위험성도 점점 높아지기 때문에 피부 침범을 정확히 평가하는 것이 전신경화증 환자의 상태를 평가하는데 좋은 지표가 된다. 그러나 피부 침범 정도를 평가하는 것이 일차적으로는 많은 도움을 줄 수 있으나 개인의 치료에 지침으로 삼을 만큼 질환의 진행 정도를 정확히 반영하거나 내부 장기의 침범 정도를 반영하는 것은 아니다. 따라서 환자의 상태는 각 장기별로 평가를 하는 것이 필요하다.

전신경화증 환자에서는 폐기능을 정기적으로 검사하여 폐 질환의 상태를 평가하는 것이 중요한데, 특히 초기의 미만형 환자에서는 매우 중요하다. 노력성 폐활량 (forced vital capacity, 있는 힘껏 숨을 들어마시고, 내쉬는 폐활량)이 감소한 것은 폐에 섬유화가 진행되었다는 것을 시사하며, 대개 흉부컴퓨터 단층촬영 (CT 검사)으로 폐조직의 섬유화 상태를 정확히 확인할 수 있다. 만약 다른 폐기능검사에 비해서 폐확산능 (폐포에서 공기가 교환되는 정도)이 감소되어 있으면 폐혈관의 질환, 즉 폐동맥 고혈압을 의심해야 한다. 폐동맥 고혈압을 확진하기 위해서는 심초음파로 폐동맥 수축기압을 측정하여 평가할 수 있으나 가장 정확한 진단 방법은, 오른쪽 심장 (우심실)에 카테터를 삽입하여 폐동맥의 혈압을 측정하는 방법이다.

초기 미만형 질환을 앓고 있는 환자에서는 신장기능을 평가하고, 혈압을 정기적으로 측정하는 것이 신장위기를 초기에 진단하거나 예측할 수 있는 좋은 지표이다. 신장기능은 혈액에서 크레아티닌이라는 물질의 양을 측정하면 쉽게 알 수 있다.

근육염이나 근육병증이 있는지를 알기 위하여는 크레아틴 키나아제 (creatine kinase)와 같은 근육 효소와 알돌라제 (aldolase) 효소가 혈중에서 올라가 있는지 검사함으로써 알 수 있다.

자가항체 (자기세포 성분에 대하여 항체가 형성된 경우)가 환자의 혈중에 존재하는지, 그리고 어떠한 종류의 자가항체가 존재하는지를 아는 것이 중요하다. 예를 들어, 국소이성화효소 (topoisomerase)라는 효소에 대한 자가항체가 존재하면 미만형 질환일 가능성이 높고, 중심체 (centromere)라는 물질에 대한 자가 항체가 있으면 제한형에 속하는 경우일 가능성이 높다고 할 수 있다. 이러한 자가 항체가 진단에 도움을 주는 것은 사실이지만 모든 전신경화증 환자들에서 이러한 항체가 양성인 것은 아니다.

전신경화증의 치료방법

전신경화증 환자를 치료할 경우 개별 환자마다 어떠한 내부 장기가 침범되었는지에 따라 특정한 장기에 초점을 맞추어 치료하는 것이 보통이다. 따라서 치료 방침을 결정할 때는 환자가 제한형인지, 미만형인지 보다는 각 장기가 얼마나 심각한 증상을 나타내고 있는지가 더 중요하다고 할 수 있다. 하지만 초기에는 미만형일 수록 내부 장기의 침범이 더 심할 가능성이 있기 때문에 질환의 초기에서 치료 방침을 결정하는데 그 질환의 아형을 확인하는 것이 치료 방침을 결정하는데 중요한 지침이 된다.

초기에 피부의 변화가 급속히 진행되는 미만형의 전신경화증이 의심이 되면 내부 장기의 손상을 막기 위해 적극적인 치료가 필요하다. 피부 침범은 2~3년 후에는 치료 유무와 관계없이 저절로 호전되는 경향을 보이는 경우가 종종 있다. 따라서 피부의 딱딱한 정도가 풀리고 피부 증상이 좋아졌다고 해서, 사용 중인 약이 효과를 보인 것인지, 아니면 저절로 좋아진 것인지 판단하는데 어려움을 초래하기도 한다. 정확한 치료방법의 선택은 특정한 장기의 증상이 어떠한가에 달려 있다. 최근 몇 년간 치료제 개발 및 치료 전략이 빠르게 발전하였으나, 불행히도 아직까지 확실한 임상시험을 통하여 효과가 100% 확인된 치료법이 거의 없는 실정이며, 이런 상황이 의사나 환자에게 큰 어려움을 주고 있으나 항상 긍정적인 생각을 하고, 희망을 잃지 말고 치료하는 것이 매우 중요하다고 생각한다.

전신경화증은 세 가지를 표적으로 삼아 치료방법을 정해야 한다. 첫 번째는 피부와 내부 장기의 조직이 굳고, 딱딱해지는 현상을 막기 위한 치료방법을 결정한다. 두 번째로는 전신피부경화증의 첫 증상으로 생기는 레이노 현상은 혈관의 이상으로 발생하므로, 혈관의 이상이 전신경화증의 주된 원인일 가능성이 있기 때문에 혈관의 수축을 막기 위한 혈관확장제 사용이 필요하다. 마지막으로는 면역억제제를 사용하여 병의 진행을 늦추거나 막기 위한 노력이 필요하다.

(1) 항 섬유화 치료

피부 및 내부 장기에 공통적으로 생기는 문제는 앞에서 이야기 한 것처럼 콜라겐의 양이 많아지고, 그 결과 피부와 내부 장기가 정상 기능을 할 수 없게 되는 것이다. 콜라겐이 비정상적으로 합성되는 것을 막고, 기존에 이미 많이 만들어져 있는 콜라겐섬유를 분해하여 정상 수준으로 회복시킬 수 있는 치료방법이 필요하다. 그러나 불행하게도 아직까지 "이것이다" 라고 자신있게 쓸 수 있는 약제가 없는 실정이다.

콜라겐섬유가 형성되는 단계를 막거나, 콜라겐합성을 억제시키기 위하여 페니실라민 (D-penicillamine), 콜키친 (colchicine) 등의 약제를 사용하고 있으나 아직 그 효과가 확실히 입증되지 않고 있다. 비만세포 (mast cell)의 세포막을 안정화시켜 비만세포내에 있는 물질이 세포밖으로 유리되는 것을 막아주는 약제인 tranilast가 TGF-β의 합성을 억제하여 섬유화를 막아준다고 알려져 있다. 따라서 이 약제를 사용하면 비만세포에서 유리되는 물질에 의한 콜라겐합성을 억제함과 동시에 TGF-β를 억제하여 섬유화를 억제할 수 있기 때문에 효과가 있을 수 있겠으나, 역시 아직까지 그 효과가 확실히 입증되지 않았다. 피부를 비롯하여 폐, 신장 등의 장기의 섬유화가 전신경화증의 주된 증상의 원인임에도 불구하고 섬유화를 예방하고 치료할 수 있는 효과적인 치료법이 아직 없는 실정이 의사로서 매우 답답하게 느끼는 점이다.

(2) 혈관 이상의 치료

전신경화증의 환자에서 관찰되는 혈관 이상은 레이노 현상, 폐동맥 고혈압, 신장위기 등이다.

레이노 현상

레이노 현상의 치료를 위하여 여러 가지 치료법이 개발되었다. 현재까지 레이노 현상에 대해서는 체온을 유지하는 것이 가장 중요하며, 장갑을 착용하거나 손을 따뜻하게 하는 기구를 사용하는 등 몸을 따뜻하게 하는 방법들이 추천되고 있다.

특히 추운날씨에는 여러 겹의 옷을 껴입는 것이 좋으며, 장갑과 양말도 두세 겹 끼거나 신는 것이 좋다. 손난로를 가지고 다니면서 손을 항상 따뜻하게 유지하는 것이 중요하다. 하루에 서너 번 더운 물에 손을 담그거나, 재활의학과에서 파라핀을 덥혀서 손에 열을 가하는 물리치료를 받는 것도 좋다. 담배를 피는 것은 혈관을 수축시켜서 레이노 현상을 악화시키기 때문에 반드시 금연을 하여야 한다. 혈액순환이 안 되기 때문에 손에 외상을 입으면 상처가 쉽게 생기며, 한번 생긴 상처는 잘 아물지 않기 때문에 상처를 받지 않도록 주의해야 한다.

레이노 현상의 치료원리는 혈관을 확장시켜서 혈액순환이 잘 되게 하고, 찬 온도에 의하여도 과도한 혈관수축이 되지 않도록 해주는 것이다. 따라서 사용하는 약제는 혈관을 확장해주는 혈관확장제를 쓴다.

약물을 사용할 경우는 칼슘통로 차단제인 암로디핀(amlodipine), 니페디핀(nifedipine), 펠로디핀(felodipine)을 초기에 사용하면 도움이 된다. 저용량의 항우울제인 플루옥세틴(fluoxetine)도 혈소판의 응집을 저해하는 효과가 있어서 사용할 수 있다. 손가락으로의 혈액공급이 줄어들어서 그 결과로 발생하는 손가락 끝에 궤양이 발생하는 증상은 혈관을 확장시키는 프로스타글란딘(prostaglandin) E2 제제인 일로프로스트(iloprost)를 간헐적으로 주사하는 방법으로 치료한다.

폐동맥 고혈압

폐동맥 고혈압에서는 동맥 안쪽을 둘러싸고 있는 내피세포의 기능장애로 프로스타사이클린(prostacyclin)이라는 물질이 감소된다고 한다. 이 물질은 혈관을 확장시키는 역할을 하고 있는데, 이 물질이 감소하면 혈관이 수축하여 혈압이 상승할 수 있다. 이러한 병태생리를 이용하여 프로스타사이클린과 유사한 물질(epoprostenol이나 treprostinil)을 지속적으로 주사하는 방법이 사용된다. 호흡곤란이 있거나 조금만 움직여도 호흡곤란이 발생하는 경우에 이 약제로 치료하는 것이 일반적이다. 그러나 주사를 하는 경우 카테터를 지속적으로 삽입하고 있어야 하므로 감염의 위험성이 있고, 주사부위 통증 등의 불편감이 있다.

최근 폐동맥 고혈압에서 흡입치료제인 프로스타글란딘(prostaglandin) E2 제제인 일로프로스트(iloprost)를 흡입하는 치료제가 개발되었는데 이를 반복적으로 흡입하면 임상적으로 호전이 있으며, 폐동맥 고혈압의 진행속도를 늦출 수 있으면서, 또한 다른 장기에 큰 부작용이 없이 폐에 작용하게 할 수 있다고 보고되고 있다.

엔도셀린-1이라는 물질은 전신경화증에서 발생한 폐동맥 고혈압에서 증가되어 있으며, 폐동맥 고혈압 발생에 중요한 역할을 하고 있음이 증명되었다. 따라서 엔도셀린-1이라는 물질이 작용하는 수용체를 억제함으로써 엔도셀린의 작용을 막아서 폐동맥 고혈압의 발생과 진행을 억제하고자 하는 약물이 개발되었다. 보센탄 (bosentan)이란 약물은 경구로 투여하는 약제로 엔도셀린 수용체 차단약물이다. 조금만 움직여도 호흡곤란이 발생하는 정도의 심한 폐동맥 고혈압 환자에게 초기 치료제로 선택할 수 있다. 다만 간기능이상이 발생할 수 있으므로 정기적으로 간기능을 검사해야 한다.

제5형 phosphodiesterase라는 효소는 cGMP라는 물질을 분해하여 없애는 효소이다. 따라서 이 효소의 작용을 억제하면 cGMP라는 물질의 양이 증가하게 되고, 그 결과 혈관확장이 촉진된다. 이 효소를 억제하는 약물이 발기부전치료제로 현재 사용되는 비아그라로 이를 사용하였을 경우 폐동맥 고혈압 치료에 좋은 효과를 얻을 수 있다. 그러나 근육경련등이 부작용으로 올 수 있다.

그러나 위에서 설명한 약물 중에서 현재까지 장기간의 임상시험을 거쳐서 확실한 임상 효과가 입증된 약물은 없는 실정이며, 현재 전세계적으로 이러한 약물을 사용하여 효과를 측정하는 임상시험들이 활발히 진행 중이다.

신장위기

신장위기 환자에서 중요한 증상은 고혈압이 발생하고, 빈혈이 발생하는 것이다. 안지오텐신 전환효소 억제제가 개발되기 전까지는 치료가 매우 어려워서 신장위기가 발생한 경우 질환

말기로 생각되었다. 하지만 현재는 신장위기를 초기에 발견하고 즉각적으로 약물을 최대 용량을 사용하게 되면 병을 예방하고 치료할 수 있다. 현재 신장위기에 의한 사망은 매우 드물며, 5년 생존률도 과거 10%에서 70%로 호전되었다. 환자가 말기 신질환으로 진행하였을 경우라도 안지오텐신 전환효소 억제제로 혈압을 낮추는 치료를 지속해야 하며, 일부 환자는 투석을 시작한 몇 개월 후에도 신장기능이 회복되는 경우가 있다. 미만형 전신경화증에서 신장위기가 발생할 위험성이 높은데 안지오텐신 전환효소 억제제를 예방적으로 사용하는 것도 고려해 볼만하다. 아직 확실한 근거는 없지만 안지오텐신 전환효소 억제제와 유사한 안지오텐신수용체차단제 (angiotensin receptor blocker)를 사용하는 것도 효과적일 것으로 생각되고 있다.

(3) 항염증 치료

아직까지 전신경화증의 원인은 밝혀지지 않고 있다. 그러나 많은 과학적 증거들에 근거하여 비정상적인 면역반응 때문에 생기는 자가면역질환이라는 주장이 받아들여지고 있다. 원래 우리 몸의 면역기능은 자기 것이 아닌 물질, 예를 들어 균이나 독소 같은 것에 대하여 우리 몸을 보호하기 위하여 존재하는 것이다. 그러나 자가면역질환은 우리 몸을 구성하는 물질에 대하여 비정상적인 면역반응을 보이게 되는 것이다. 아직까지 자신에 대한 이상 면역반응이 생기는 이유는 모른다. 그러나 자신에 대한 비정상적인 면역반응을 억제하면 자가면역질환을 억제하고, 치료할 수 있을 것이라는 기대는 할 수 있다. 전신경화증에서 흔히 사용하는 면역억제제로는 스테로이드 제제 (corticosteroid), 사이클로포스파마이드 (cyclophosphamide), 메토트렉세이트 (methotrexate), 사이클로스포린 (cyclosporine) 등이 있으며, 대부분 대규모 임상시험에서 효과가 입증된 약들이다.

스테로이드 제제 (Corticosteroid)

전신경화증 환자들은 초기에 염증이 생긴 것처럼 피부가 빨갛게 변하고 매우 가려운 증상을 느끼는 경우가 있다. 그리고 힘줄을 움직이는데 마찰감이 생기고 관절이 붓는 등 염증성 양상이 두드러지게 나타나기도 한다. 이때는 스테로이드를 사용하면 증상의 호전을 가져올 수 있다. 그러나 고용량의 스테로이드를 사용하면 신장질환을 악화시킬 가능성이 높으므로 하루에 프레드니졸론으로 15 mg 이상 사용하는 것은 바람직하지 않다.

사이클로포스파마이드 (Cyclophosphamide)

이 약은 폐조직에 섬유화가 진행되는 폐질환에서 일차적인 치료제로 사용되고 있다. 최근의 임상시험에서 이 약을 1년간 투여하였을 때 노력성 폐활량을 위약과 비교하여 단지 2.9%만 향상시켜서 미미한 치료 효과 때문에 논란이 되고 있으나, 임상시험에서는 약제를 1년만 복용하도록 하였기 때문에 장기적으로 치료하였을 경우의 효과를 판정하기에는 성급한 감이 있고, 1년 치료만으로도 일단은 폐기능, 호흡곤란, 삶의 질 등을 호전시켰으므로 사용을 추천할만하다고 할 수 있다.

이 약은 경구 또는 정맥주사로 투여할 수 있으나 대개 치료 시 하루 1회 복용하게 되고, 통상적인 용량은 체중 1 kg당 1 mg을 투여하면서 부작용을 보다가 체중 1 kg 당 2 mg까지 증량한다. 부작용으로 탈모와 위장관 불편감이 발생할 수 있다. 또한 골수 기능을 억제할 수 있기 때문에 백혈구나 혈소판 수치가 감소될 수 있으며, 감염이 잘 생기거나 출혈이 생길 수 있다. 심장이 안 좋은 사람들은 심장의 기능이 떨어질 수 있으며, 장기적으로 복용할 경우 불임의 가능성이 높아지고, 암 (특히 방광암)이 발생할 우려가 있다. 이 약은 몸속에서 대사되어 소변으로 배출되는데 이 대사물질이 방광에 자극을 주기 때문에 약을 복용하는 경우 하루 중 아침에 한번 복용을 하고 물을 많이 마셔서 소변을 많이 그리고 자주 보도록 해야 한다.

메토트렉세이트 (Methotrexate)

이 약의 효과를 임상시험에서 연구한 결과 전신경화증의 진행을 안정화시키는 것으로 나타났다. 이 약은 대개 초기의 미만성 질환에서 사용하고 피부 증상이 심한 경우와 근골격계 질환이 심하거나, 근염이 있는 경우에 주로 사용한다.

이 약제는 보통 1주일에 하루 복용하는 용법을 사용하며, 용량은 1주에 7.5 mg 복용하는 것부터 시작하여 부작용과 효과를 보면서 서서히 증량하여 1주에 25 mg까지 증량할 수 있다. 메토트렉세이트는 점막의 염증을 일으켜 구내염이나 설사 등 위장관 부작용을 일으킬 수 있다. 또한 간기능 이상이 오는 경우가 있고, 골수억제도 일으킬 수 있다. 엽산을 하루 1알 복용하면 위장관 부작용 등을 경감할 수 있는데 이 경우는 약효를 위해서 엽산을 메토트렉세이트 복용하는 날과 그 다음 날은 복용하지 않는다.

마이코페놀레이트 (Mycophenolate mofetil)

이 약제는 현재까지의 연구결과로 보아 폐질환이 합병된 경우를 포함하여 초기의 미만형 전신경화증에서 효과적일 수 있다는 의견이 제시되고 있다.

(4) 장기 특이적인 치료법

앞서 언급한 폐, 신장, 말초 혈관 다음으로 소화기관의 증상이 중요하다. 전신경화증 환자에서 위산이 위에서부터 식도 쪽으로 역류하는 경우에는 가슴이 쓰라리며, 심하면 불타는 듯한 느낌을 느끼게 된다. 이 경우를 위식도 역류증이라고 하며, 위산분비 억제제를 복용하면 도움이 된다. 위산분비를 억제하는 약물을 장기적으로 사용하는 것이 효과적이며, 전신경화증 환자에서는 일반 용량의 2~3배에 달하는 고용량이 필요한 경우도 있다. 위식도 역류의 합병증으로 인하여 식도협착이 발생한 경우는 기계적으로 이를 확장하는 것이 필요한 경우가 있다.

평활근의 위축으로 인하여 생기는 위마비나 소장의 운동성 저하의 경우에는 위장관 운동을 촉진해 주는 약물인 도파민수용체 억제제인 메토클로프라마이드 (metoclopramide) 또는 돔페리돈 (domperidone)을 투여할 수 있는데 효과는 개인별로 다양하다.

배의 포만감이나 설사가 있는 경우의 원인으로 소장에서 세균이 과다 증식하여 이와 같은 증상을 일으킬 수 있다 이 경우에는 세균의 증식을 억제할 수 있는 항생제로 대개 메트로니다졸 (metronidazole) 또는 시프로플록사신 (ciprofloxacin)를 1~2주간 사용하면서 치료한다.

9. 전신경화증의 예후

환자의 건강은 피부 보다는 내부 장기에 병이 얼마나 심하게 생겼는지에 달려 있다. 피부와 마찬가지로 내부 장기에도 콜라겐의 양이 많아져서 신장, 폐 등의 내부 장기에서 정상 기능을 하는 세포를 압박하고, 각 장기의 정상적인 형태를 파괴하여 각종 장기가 정상적으로 기능을 하지 못하게 된다. 그 결과 다양한 내과적인 병이 발생하게 된다. "미만형"에 속하는 환자들은 "제한형"에 속하는 환자에 비하여, 병이 내부 장기에 더 심하게 발생할 가능성이 높으며, 환자의 예후도 제한형에 속하는 전신경화증에 비하여 좋지 않은 것이 일반적이다.

나쁜 예후와 관련 있는 것으로 알려진 요인들은 고령, 남성, 경제적으로 어려운 경우, 미만형 전신경화증인 경우, 폐 기능 검사에서 폐기능이 정상의 40% 이하로 떨어진 경우, 단백뇨, 혈뇨, 빈혈이 있는 경우, 심전도에서 이상 소견이 있는 경우 등이다. 5년 생존율을 분석한 결과에서 피부, 폐, 위장관, 심장 및 신장 등을 침범한 경우 9년 생존율이 39%밖에 되지 않으나, 이러한 장기 침범이 가볍거나 없는 경우는 72%로 나타났다.

하지만 앞에서 이야기한 것처럼 예후도 치료법의 발전에 따라 많이 호전되고 있다. 예전에는 신장위기가 발생한 경우 5년 생존율이 10%에 머물던 것을 안지오텐신 전환효소 억제제를 사용하여 약 70%까지 향상시킨 것이 바로 그 예이다. 최근에 계속하여 여러 가지 치료법의 발전으로 점차 생존율이 향상되고 있다. 현재 전신경화증 환자의 가장 큰 사망원인은 폐 섬유화증 및 폐동맥 고혈압을 들 수 있다. 제한형인 경우 폐동맥 고혈압이 가장 큰 사망원인인데 최근 여러 가지 신약 개발로 치료법이 발전하고 있다. 미만형에서 잘 발생하는 폐

섬유화증도 사이클로포스파마이드 등의 약제를 사용하여 좋은 효과를 보고 있다.